煤矿职业病防治培训教材

主　编　王　佐
副主编　刘省良　王泉源
参　编　焦方杰　李士文　赵文哲
审　稿　鲁　锋　胡献伍

中国矿业大学出版社

内 容 提 要

　　为了满足广大煤矿干部职工防治职业病的需要,我们组织了全国煤矿职业病防治方面的专家,依据最新颁布的《职业病防治法》,结合煤矿职业病的特点,介绍了煤矿如何从源头上防治职业病,在遇到突发职业病危害时如何开展自救与互救,以及如何合法维护煤矿职工的职业健康权益。本书主要内容包括 2011 版《职业病防治法》解读、煤矿粉尘、职业中毒、噪声和振动及高温危害的防治,煤矿职业病防治的措施及职业病诊断与职业病人保障等。本书适合对广大煤矿干部和职工宣传贯彻最新修订的《职业病防治法》,普及煤矿职业危害防治知识,进行职业安全健康教育。

图书在版编目(C I P)数据

煤矿职业病防治培训教材 / 王佐主编. —徐州:
中国矿业大学出版社,2012.10
　　ISBN 978 - 7 - 5646 - 1677 - 9

　　Ⅰ.①煤…　Ⅱ.①王…　Ⅲ.①矿工—职业病—防治—职业培训—教材　Ⅳ.①R135

中国版本图书馆 CIP 数据核字(2012)第239253号

书　　名	煤矿职业病防治培训教材
主　　编	王　佐
责任编辑	郭　玉　吴学兵　陈　慧
出版发行	中国矿业大学出版社有限责任公司
	(江苏省徐州市解放南路　邮编 221008)
营销热线	(0516)83885307　83884995
出版服务	(0516)83885767　83884920
网　　址	http://www.cumtp.com　E-mail:cumtpvip@cumtp.com
印　　刷	江苏徐州新华印刷厂
开　　本	850×1168　1/32　印张 7　彩插 2　字数 163 千字
版次印次	2012 年10月第1 版　2012 年10月第1 次印刷
定　　价	24.00 元

(图书出现印装质量问题,本社负责调换)

前　　言

　　加强煤矿职业危害防治工作直接关系到广大煤矿职工身体健康和生命安全,关系到经济发展和社会和谐稳定。做好煤矿职业危害防治工作是贯彻落实科学发展观、构建社会主义和谐社会的必然要求,是有效遏制煤矿职业病高发态势,促进煤炭工业持续健康发展的需要,也是实现煤矿安全生产形势明显好转、根本好转目标的内在要求。

　　当前,全国煤矿职业危害防治形势不容乐观,如尘肺病发病率仍处于较高水平,煤矿职业中毒时有发生,煤矿振动和噪声危害普遍存在,随着采深的增加井下高温问题凸显。各级煤炭企业和广大煤炭行业干部职工必须充分认识加强煤矿职业危害防治工作的重大意义和重要作用,采取有效措施,切实抓好煤矿职业危害防治工作。

　　近年来,国家采取了各种措施要求各类企业加强职业病防治工作。2010 年 7 月 22 日国家安全生产监督管理总局和国家煤矿安全监察局颁布了《煤矿作业场所职业危害防治规定(试行)》,2011 年 12 月 31 日全国人民代表大会常务委员会审议发布并实施修订的《中华人民共和国职业病防治法》,2012 年 4 月国家安全生产监督管理总局分别以总局 47、48、49、50、51 号令公布了《工作场所职业卫生监督管理规定》《职业病危害项目申报办法》《用人单位职业健康监护监督管理办法》《职业卫生技术服务机构监督管理暂行办法》《建设项目职业卫生三同时监督管理暂行办法》(即一个规定、四个办法)。

为宣传贯彻新修改的《中华人民共和国职业病防治法》以及这些国家对职业病防治的有关最新规定,普及煤矿职业病防治知识,加强煤矿职业病防治工作,维护煤矿职工健康权益,我们组织全国煤矿职业病防治方面的有关专家编写了这本《煤矿职业病防治培训教材》。

本书主要介绍了煤矿职业病危害与职业病、职业病防治法、煤矿职业病防治相关的法律法规、煤矿粉尘危害防治、煤矿职业中毒防治、煤矿噪声和振动危害防治、煤矿高温危害防治、煤矿职业病防治的措施、煤矿职业病诊断与职业病人保障等内容。

本书由王佐任主编,刘省良和王泉源任副主编。初稿写成后,王佐在征求晋城煤业集团、平煤神马集团、枣庄矿业集团、湘煤集团、皖北煤电集团、河南煤化集团、阳泉煤业集团、潞安集团等单位的意见的基础上对书稿进行了修改和统稿。本书承蒙中国职业安全健康专家鲁锋和全国煤矿安全培训优秀教师胡献伍副教授审阅,并提出了许多宝贵的修改意见,在此表示诚挚的感谢。

作 者

2012 年 9 月

目 录

第一章
煤矿职业病危害与职业病

第一节　煤矿职业病危害

一、职业病危害概述

职业病危害,是指对从事职业活动的劳动者可能导致职业病的各种危害。包括:职业活动中存在的各种有害的化学、物理、生物因素以及在作业过程中产生的其他职业有害因素。职业病危害是职业病产生的根源。

就我国煤矿目前情况而言,由于工业生产装备水平不高,工艺技术相对落后,加上作业环境较差,职业病危害非常严重。

二、煤矿常见职业病危害

在煤矿生产中,主要的职业病危害有粉尘、有毒有害气体、噪声和振动、不良气候条件等(图 1-1)。

1. 粉尘

粉尘是煤矿的主要职业病危害。煤矿生产中,采煤、掘进、支护、提升运输、巷道维修等生产环节均会产生粉尘,这些粉尘可能引起矿工尘肺病。

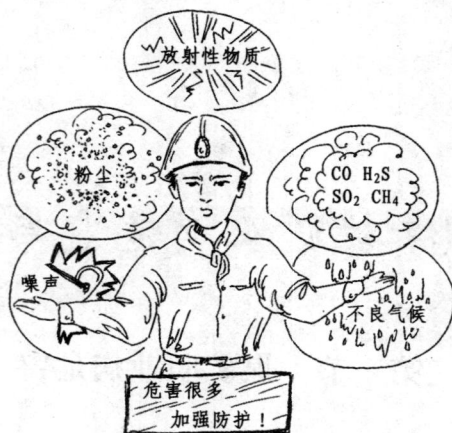

图 1-1

2. 有毒有害气体

由于井下爆破、煤氧化、煤中放出等原因,矿井空气中含有瓦斯(CH_4)、一氧化碳(CO)、二氧化碳(CO_2)、二氧化氮(NO_2)、硫化氢(H_2S)、二氧化硫(SO_2)、氨气(NH_3)等有毒有害气体,这些有毒有害气体会导致职业中毒。

3. 噪声和振动

煤矿噪声和振动主要来源于井下机械化生产,其危害取决于生产过程、生产工艺和所使用的工具,如风钻和局部通风机的噪声和振动等。长期在噪声下工作,可能造成听力下降,甚至引起耳聋;长期接触振动,可能导致局部疼痛,甚至引起内脏器官损伤。

4. 不良气候条件

煤矿井下的不良气候条件有气温高、湿度大,不同地点风速大小不等和温差大等。这些都对矿工的身体有很大的影响,长期在潮湿环境下工作的工人易患风湿性关节炎等。

5. 放射性物质

煤矿井下的氡气浓度往往比地面高,对矿工的健康有一定的影响。

此外,劳动强度大、作业姿势不良也是煤矿井下工作的特点,易造成矿工腰腿疼和各种外伤。

根据煤矿生产的岗位和工艺流程特点,地下开采过程中可能存在的职业病危害如表 1-1 所示。

表 1-1　　　　煤矿各岗位可能存在的职业病危害

岗　位	职业病危害
凿　岩	矽尘、噪声、振动
岩巷爆破	矽尘、氮氧化物、一氧化碳、二氧化碳、噪声
岩巷装载	矽尘、噪声、振动
出矸推车	矽尘
喷浆砌碹	矽尘、水泥尘、噪声
岩巷掘进	矽尘、噪声、振动
煤巷打眼	矽尘、煤尘、噪声、振动
煤巷爆破	矽尘、煤尘、氮氧化物、一氧化碳、噪声
煤巷加固	矽尘、煤尘、水泥尘
采煤打眼	煤尘、一氧化碳、噪声、振动
爆破采煤	煤尘、硫化氢、氮氧化物、甲烷
水力采煤	煤尘、一氧化碳、甲烷、噪声、高湿

岗　　位	职业病危害
机械采煤	煤尘、一氧化碳、硫化氢、甲烷、噪声
采煤装载	煤尘、一氧化碳、硫化氢、甲烷
采煤运输	矽尘、煤尘、噪声
采煤支护	煤尘、一氧化碳、硫化氢、甲烷
井下通风	矽尘、煤尘、一氧化碳、硫化氢、甲烷

第二节　煤矿常见职业病

一、职业病概述

职业病是指企业、事业单位和个体经济组织等用人单位的劳动者在职业活动中，因接触粉尘、放射性物质和其他有毒、有害因素而引起的疾病。

需要注意的是，职业病是由于职业活动而产生的疾病，但并不是所有工作中得的病都是职业病。要构成职业病，必须具备四个条件：

（1）患病主体是企业、事业单位或个体经济组织的劳动者。

（2）必须是在从事职业活动过程中产生的。

（3）必须是因接触粉尘、放射性物质和其他有毒、有害物质等职业病危害因素引起的。

（4）必须是国家公布的职业病分类和目录所列的职业病。

四个条件缺一不可。比如，长期接触噪声可引发高血压，但高血压不是职业病，而由噪声引起的耳聋是职业病。

二、职业病分类和目录

根据《职业病防治法》的规定,职业病的分类和目录由国务院卫生行政部门会同国务院安全生产监督管理部门、劳动保障行政部门制定、调整并公布。最新的《职业病目录》中规定的职业病有尘肺、职业性放射性疾病、职业中毒、物理因素所致职业病、生物因素所致职业病、职业性皮肤病、职业性眼病、职业性耳鼻喉及口腔疾病、职业性肿瘤和其他职业病共 10 类 115 种。

三、煤矿常见职业病

煤矿常见职业病主要有煤肺、矽肺、水泥肺等尘肺病,有毒有害气体引起的职业中毒,噪声引起的听力下降或耳聋,振动引起的疾病和高温引起的疾病等。

1. 尘肺病

尘肺病是指由于吸入生产性粉尘而引起的以肺组织纤维化为主的疾病。患者的肺部发生进行性、弥漫性纤维组织增生,逐渐影响呼吸功能及其他系统功能,是一种较严重的职业病。煤炭系统常见的尘肺有矽肺(吸入含游离二氧化硅的岩尘引起的)、煤工尘肺(吸入煤尘引起的)、水泥尘肺(吸入水泥尘引起的)等(图 1-2)。

2. 职业中毒

在生产环境中,由于受职业中毒危害因素的作用,从而引起的病变,叫职业中

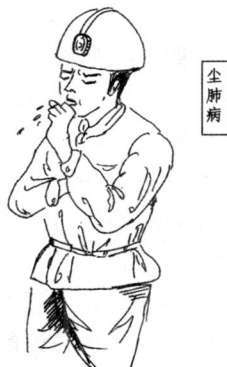

图 1-2

毒。职业中毒可对人的神经系统、血液系统、呼吸系统和消化系统产生影响,严重时会导致死亡。

3. 噪声性耳聋

噪声性耳聋是由于长期处于强噪声环境中而引起的一种缓慢进行的耳聋。生产过程中的一切声音都是生产性噪声,包括机械噪声、流体动力噪声、电磁性噪声等。长期在上述强噪声的环境中工作,易引起听觉系统的损害,形成耳聋,同时还可能引起对人体其他系统的损害。

4. 振动病

振动病主要是由于局部肢体(主要是手)长期接触强烈振动而引起的。

5. 中暑

中暑是指由于高温环境引起的人体体温调节中枢的功能障碍,汗腺功能失调和水、电解质平衡紊乱所导致的疾病。

四、职业禁忌证

职业禁忌症,是指劳动者从事特定职业或者接触特定职业病危害因素时,比一般职业人群更易于遭受职业病危害和罹患职业病或者可能导致原有自身疾病病情加重,或者在从事作业过程中诱发可能导致对他人生命健康构成危险的疾病的个人特殊生理或者病理状态。

不同职业危害因素的职业禁忌证不尽相同,《煤矿安全规程》对煤矿职业禁忌证的规定如下。

(1) 有下列病症之一的,不得从事接尘作业:

① 活动性肺结核病和肺外结核病。

② 严重的上呼吸道或支气管疾病。

③ 显著影响肺功能的肺脏或胸膜病变。

④ 心、血管器质性疾病。

⑤ 经医疗鉴定,不适于从事粉尘作业的其他疾病。

(2) 有下列病症之一的,不得从事井下作业:

① (1)中所列病症之一的。

② 风湿病(反复活动)。

③ 严重的皮肤病。

④ 经医疗鉴定,不适于从事井下工作的其他疾病。

(3) 有下列病症之一的,不得从事煤矿生产作业:

① 癫痫病。

② 精神分裂症。

(4) 有下列病症之一的,不得从事高空作业:

① 高血压和心脏病。

② 深度近视。

③ 其他不适应高空(2 m 以上)作业者。

第三节 煤矿职业病防治的现状

一、煤矿职业病现状

据中国疾病预防控制中心最新公布的数据,截至 2010 年底,全国累计报告职业病 749 970 例,其中累计报告尘肺病 676 541 例,死亡 149 110 例,现患 527 431 例;累计报告职业中毒 47 079 例,其中急性职业中毒 24 011 例,慢性职业中毒 23 068 例。2010 年,全国新发职业病 27 240 例。其中煤炭行业报告职业病病例数为13 968例,占全国报告职业病病例数的 51.3%,见图 1-3。尘肺病23 812例,急性职业中毒 617 例,慢性职业中毒 1 417 例,其他职业病 1 394 例,见图 1-4。

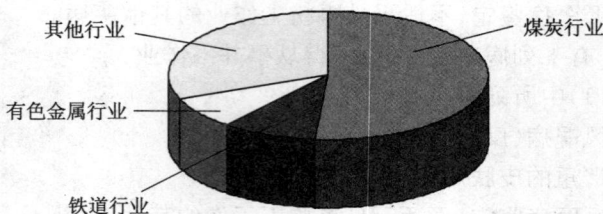

图 1-3　2010 年度职业病人数按行业分类图

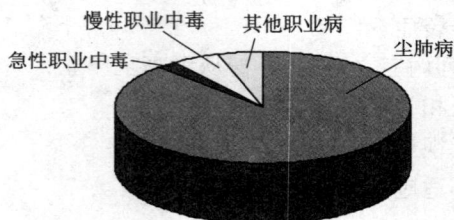

图 1-4　2010 年度职业病人数按病种分类

　　从图 1-3 可以看出,煤炭行业是我国职业病发病的重灾区,职业病人数占全国职业病总人数的一半以上。从图 1-4 可以看出,尘肺病是我国的主要职业病,占职业病总数的 87.4%。其中煤炭行业尘肺病病例为 13 571 例,占煤炭行业职业病总数的 97.2%。由此可见,尘肺病在煤炭行业占据着主导地位,是职业病防治的重点。

　　图 1-5 是卫生部公布的 2007 年至 2010 年煤炭行业职业病新发病例情况。从图中可以看出,近年来,煤炭行业职业病新发病例数总体呈现大幅增长趋势。从 2007 年到 2010 年,我国煤炭行业新增职业病发病人数增长了一倍多,速度十分惊人。

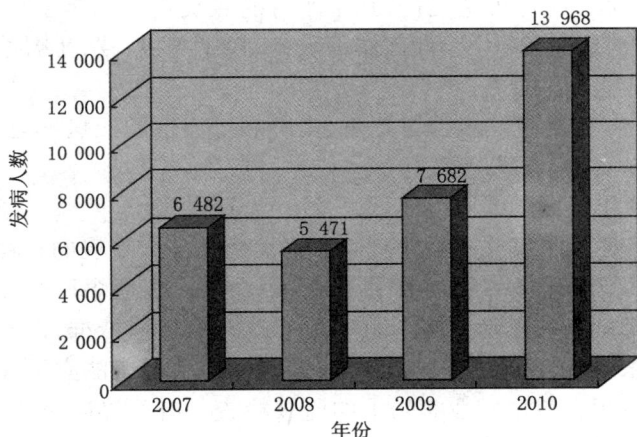

图 1-5 煤炭行业职业病新发病例统计图

二、存在的主要问题

职业病防治事关劳动者的身体健康和生命安全,事关经济发展和社会稳定大局。党和政府高度重视职业病防治工作。《职业病防治法》实施以来,各地区、各有关部门加大工作力度,开展职业病危害源头治理和重点职业病专项整治,规范煤炭企业职业健康管理和劳动用工管理,严肃查处危害劳动者身体健康和生命安全的违法行为,国有大中型煤炭企业的职业卫生条件有了较大改善,职业病高发势头得到一定遏制。但是,当前煤炭行业职业病防治形势依然严峻,突出问题是:

(1)职业病病人数量大。

(2)尘肺病、职业中毒等职业病发病率居高不下。

（3）职业病危害范围广,几乎所有的煤炭企业都存在职业病危害,特别是许多中小企业工作场所劳动条件恶劣,劳动者缺乏必要的职业病防护措施。

（4）对劳动者健康损害严重,尘肺病等慢性职业病一旦发病往往难以治愈,伤残率高。

产生上述问题的原因如下:

（1）对职业病重视不够。职业病发病是一个缓慢的过程,不像重大工伤安全事故那样触目惊心,因而难以引起煤矿企业、政府部门及社会的普遍重视。有的地方政府擅自降低准入门槛和监管要求,使一些未经职业卫生审查的建设项目违法立项建设,并限制对用人单位职业病防治的监督检查。有些煤矿企业对职业病防治工作重视不够,对职业病危害给劳动者造成的健康危害认识不足。部分企业负责人只抓经济效益,而不注重加强职工劳动保护,甚至以牺牲劳动者身体健康为代价,换取企业的高额利润。

（2）职业病防治体制和机制不完善。职业病防治涉及煤矿企业、工会、卫生、安全监督、劳动保障等职能部门,各部门都承担有相应的责任和义务。在职业病防治各具体工作环节中存在互动和联合机制不够、职能分离等现象,如职业卫生现场监督、监测及急性职业中毒事故处置的部门职能界限不清、各自为政,职业病人的权益保障落实不到位等。煤矿企业在职业病防治工作上没有实行任务目标和责任管理制度,往往忽视治理职业病危害、保障劳动者健康权益等法定行为(图1-6)。

（3）防治工作基础比较薄弱。许多煤炭企业特别是中小企业生产工艺落后,设施、设备简陋,职业病防治管理水平低,投入不

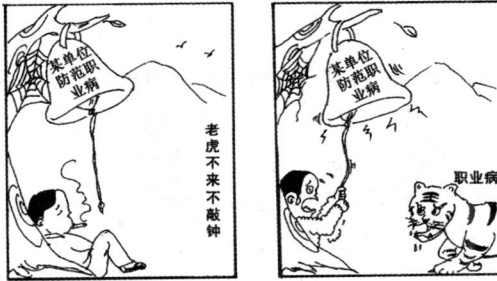

图 1-6

足。职业病防治相关法律法规和技术标准不够完善,信息网络不健全,职业病预防、控制技术落后,宣传教育培训力度不够,应急救援能力有待加强。

（4）职业健康检查率低。煤炭行业从业人员流动性大,文化素质较低,自我防护意识差等因素,增加了职业卫生管理的难度。在岗期间职业健康检查率偏低,农民工尤为明显。部分企业负责人误认为职工一般性健康体检等同于职业性健康检查,使接触危害因素的职工没能得到针对性的职业健康检查,部分企业注重企业经济效益,重生产、轻防护,忽略了职业病防治经费预算与投入,没有及时解决职工职业健康检查,使职业健康检查工作不能按法律规定开展。

（5）建设项目"三同时"审查形同虚设。职业病防治工作应坚持"预防为主,防治结合"的方针,从源头上控制引发职业病的危害因素,这是减少发病的关键所在。为此,《职业病防治法》明确规定,"对于新建、扩建、改建建设项目和技术改造、技术引进项目可能产生职业病危害的,建设单位在可行性论证阶段应当向卫生行政部门提交职业病危害预评价报告",从生产工艺流程,能产生职业病危害因素的各个设计环节进行审查和改进,从源头上控制职业病危害因素。目前,职业病危害建设项目的卫生审查还未引起有关企业和有关审批部门的高度重视,各部门之间的信息交流不通畅,不能及时掌握新、改、扩建企业的情况,且部分煤矿企业对职业病防治工作重视不够,对治理职业危害的投入不足,特别是前期预防工作完全没有开展。其后果是给劳动者的健康状况造成伤害,并导致用人单位经济负担增加。

第四节　完善煤矿职业病防治的措施

煤炭行业是职业病发病的重灾区,职业病多发不仅严重影响了煤矿职工的健康,而且昂贵的诊治和康复费用,也给职工、煤矿企业和国家造成了严重的经济负担。党和政府历来都高度重视煤矿职工安全与健康工作,相继出台了一系列法律法规,采取了一系列加强职业病防治工作的举措,近年来,我国煤矿职业病防治工作总体上不断发展进步。加强煤矿职业病的防治,主要可以采取以下措施:

(1)进一步完善立法。通过修订颁布职业病防治法律法规,如《职业病防治法》等,完善职业病防治机制,建立政府统一领导、部门协调配合、煤炭企业负责、行业规范管理、职工群众监督的职业病防治工作体制,显著提高综合防治能力,增强煤炭企业和劳动者防治意识,改善工作场所作业环境,基本遏制职业病高发势头,保障劳动者健康权益,使职业病防治工作有法可依。

（2）政府加强监督管理。通过国家机关对职业卫生实施的监督管理，督促煤矿企业按照国家公布的法律法规建立健全防治责任制，认真落实预防、控制措施，加强职业卫生培训，做好职业健康管理和病人救治，依法参加工伤保险，落实有害作业岗位津贴和女职工、未成年工特殊保护政策，使职业病防治有法必依。

（3）加强教育培训。强化对存在职业病危害的煤炭企业主要负责人、管理人员和劳动者的培训，积极推进作业场所健康教育。把职业病防治相关法律法规及防治措施纳入健康教育和职业教育的重要内容。

（4）加强职业病防治能力建设。通过对尘肺病、职业中毒等重点职业病危害的监测，及时掌握职业病的发病特点和发病趋势，研究重大危险源分布情况，开展职业健康风险评估和预警。同时，加强职业病防治队伍建设，配备必要的设备，创造必要的工作条件，不断提高职业病防治的能力和水平。

（5）开展科研及成果应用。鼓励和支持职业病防治技术的研究和推广应用，开展尘肺病、职业中毒等重点职业病防治的科技攻关，积极采用有利于职业病防治和保护劳动者健康的新技术、新工艺、新设备、新材料。

📌 思　考　题

1. 什么是职业病危害？

2. 煤矿常见职业病危害有哪些？

3. 什么是职业病？
4. 煤矿常见职业病有哪些？
5. 什么是职业禁忌证？
6.《煤矿安全规程》对煤矿职业禁忌证有哪些规定？

第二章
职业病防治法（2011版）解读

第一节　立法背景与立法目的

一、立法背景

职业病是威胁劳动者身体健康及其相关权益的突出问题,也是广大劳动者最关心、最直接、最现实的利益问题。职业病防治工作关系到劳动者的身体健康和生命安全,关系到劳动力资源和经济可持续发展,关系到社会的和谐与稳定。新中国成立以来,党和政府一直高度重视职业病防治工作和职业病防治制度建设。2001年10月27日,九届全国人大常委会第二十四次会议通过了《中华人民共和国职业病防治法》,自2002年5月1日起施行。这是我国最高立法机关制定的第一部对职业病防治工作全面予以规范的法律,是预防、控制和消除职业病危害,防治职业病,保护劳动者健康及其相关权益的一部重要法律。

《职业病防治法》颁布实施以来,我国的职业病防治工作取得了很大的成绩,全社会职业病防治意识逐步增强,大中型企业职业卫生条件有了较大改善,职业病高发势头得到了一定的遏制。但是,随着我国经济的快速发展,目前我国职业病防治工作形势总体上还比较严峻。尤其是随着所有制与劳动用工形式的日益多元化,一些中小私营企业职业病防护措施不落实的问题较为突出,劳动者在职业活动中接触的职业病危害因素不断增多、面临的职业病危害风险日益突出,职业病在部分地方仍然是影响劳动者身体健康、侵害其合法权益的突出问题。各地陆续出现一些群发性职业病危害事件,在社会上产生了较大的影响。

实践中出现的问题,暴露出部分用人单位不履行法定的职业病防治义务,职业病诊断难,职业病待遇,主要是"老工伤"待遇落实难等问题还比较突出。关于用人单位不履行职业病防治义务问题,主要是由于法律执行不严格和不到位,应当通过加大执法力度、严格依法监管加以解决。同时,监管体制不顺也是原因之一。

因此,2011年12月31日,十一届全国人大常委会第二十四次会议通过了《全国人民代表大会常务委员会关于修改〈中华人民共和国职业病防治法〉的规定》,修改决定自公布之日起施行。修订后的《职业病防治法》进一步理顺了职业卫生监督管理体制,强化了用人单位在职业病预防中的义务,进一步完善了职业病诊断、鉴定制度,并对用人单位的违法行为进一步加大了监督处罚力度。

二、立法目的

《职业病防治法》的立法目的主要包括以下几个方面(图2-1):

(1)预防、控制和消除职业病危害。职业病危害是职业病产生的根源。从我国目前的情况来看,由于我们正处于并将长期处于社会主义初级阶段,工业生产装备水平不高和工艺技术相对落后的状况将长期存在,导致在煤炭、冶金、化工等行业不同程度地存在职业病危害。因此,职业病防治立法的首要任务就是预防、控

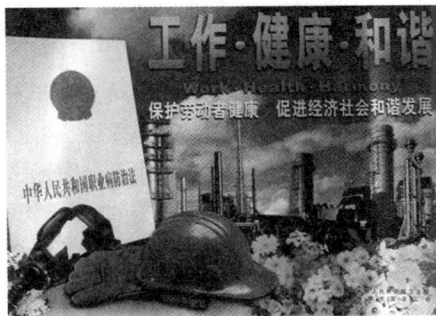

图 2-1

制和消除职业病危害。

（2）防治职业病。职业病的发生既和用人单位工作场所存在的职业病危害因素密切相关，又与用人单位采取的职业病防护管理措施紧密相连。职业病重在预防，因此，防治职业病，最重要的是要强化用人单位在职业病防治工作中的责任。为此，《职业病防治法》应当通过一系列的制度，督促用人单位落实职业病防治管理措施。同时，还要对职业病病人的治疗问题作出妥善规定，保障职业病病人依法享受国家规定的职业病待遇。

（3）保护劳动者健康及其相关权益。职业病对劳动者健康损害严重。尘肺病等慢性疾病一旦发病往往难以愈合，伤残率高，严重影响劳动者身体健康甚至危及生命安全。尤其是近年来群发性职业病事件时有发生，往往一次性超过几十人甚至上百人患病，已成为侵害劳动者合法权益和影响社会和谐稳定的突出问题。《职业病防治法》正是要通过预防、控制和消除职业病危害，防治职业病，达到保护劳动者健康及其相关权益的目的。

（4）促进经济社会发展。广大劳动者是社会财富的创造者，也是经济社会发展的推动者。做好职业病防治工作，不仅有利于维护劳动者的合法权益，也有利于激发劳动者的工作热情和工作积极性。目前，我国无论接触职业病危害人数、职业病患者累计病例、死亡人数和新发病例都居世界前列，每年因职业病造成的经济损失十分巨大。因此，依法预防、控制和消除职业危害，防治职业病，可以给国家、用人单位减少不必要的经济损失，减轻社会和用人单位的负担，依法保护劳动者的健康及其相关权益，为国家和社会创造出更多的财富，最终实现我国经济、社会全面健康可持续发展。

第二节 职业病防治方针

《职业病防治法》第三条规定："职业病防治工作坚持预防为主、防治结合的方针"。可见，"预防为主、防治结合"是职业病防治工作的基本方针(图 2-2)。

职业病重在预防，之所以要强调"预防为主"，是因为职业病与其他疾病相比较，有很大的不同，一旦患职业病，就很难治愈。以我国当前职业病中最常见的尘肺病为例，一旦得病，随着肺组织纤维化程度的加重，有效呼吸面积不断减小，通气和血液比例失调，呼吸困难也逐渐加重。即一旦得病，便难以治愈，而只能通过医学手段维持或者适当减轻疾病带来的痛苦。所以，职业病防治工作必须从治病源头抓起，实行前期预防。

煤矿企业在职业病防治工作中，应时刻注意预防职业病危害事故的发生，在生产生活的各个环节，要严格遵守安全生产管理制度和安全技术操作规程，认真履行岗位安全职责，防微杜渐，防患

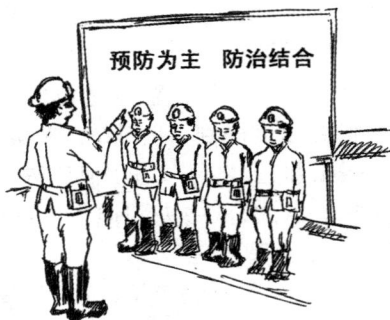

图 2-2

于未然,发现职业病危害事故隐患要立即处理,自己不能处理的要及时上报,要积极主动地预防职业病危害事故的发生。

在"预防为主"的基础上,职业病防治工作还要坚持"防治结合"。职业病预防工作做得好,有助于减少可控制职业病危害的发生,但是要真正做到消除职业病危害则有很大的难度。因此,在预防为主的基础上,出现职业病病人的,应当采取有效的措施给予医疗救治,并对职业病病人给予相应的保障,使预防和治理得以有效地结合,共同做好职业病防治工作。

第三节 修订内容解读

本次《职业病防治法》的修订主要完善了以下内容。

一、工作场所职业卫生监督管理部门得以确定

目前,由于职业卫生监管主体不明,导致了职业危害预防监管工作严重缺位,患了职业病的劳动者往往找不到负责的监管机构,

求告无门。而某些安全生产监督管理部门即使希望进行监管,也苦于缺乏法律赋予的处罚权。

《职业病防治法》的修订工作在监管体制上作了重大的突破,职业卫生监督管理职责分工得到了明确,国家安全生产监督管理总局负责全国职业卫生监督,各地安全生产监督管理部门负责本地区的职业卫生监督。自此,从中央到地方的作业场所职业卫生监督体制得以理顺。

《职业病防治法》规定,安全生产监督管理部门负责监管工作场所的职业卫生情况,包括:工作场所职业病危害因素的强度或浓度是否符合国家职业卫生标准,用人单位是否提供符合标准的职业病防护设施和职业病防护用品,可能产生职业病危害的建设项目的审核,等等。这些均是职业病预防工作的重点,能有力地防范职业病于未然。而对于身患职业病的劳动者来说,当他们面临职业病诊断、求偿的困难时,可以第一时间向安全生产监督管理部门举报,寻求帮助。

第七十三条规定,对于拒不提供职业病诊断、鉴定所需资料的用人单位,对于不按照规定安排职业病病人、疑似职业病病人进行诊治的用人单位,对于未按照规定承担职业病诊断鉴定费用和职业病病人的医疗、生活保障费用的用人单位,安全生产监督管理部门可以最高处以 20 万元的罚款,情节严重的,可以责令停止产生职业病危害的作业,或者提请有关人民政府按照国务院规定的权限责令关闭。职业病诊断、鉴定机构也可以申请安全生产监督管理部门调查相关资料,以利于诊断、鉴定的顺利进行。

二、职业病诊断程序得到改进

张海超"开胸验肺"事件让国人看到了患职业病的劳动者要获

得一纸职业病诊断证明是何其的艰难。当年,张海超是通过上访获得的职业病诊断资格,但还有许许多多职业病劳动者因为缺乏职业病诊断所需要的资料,例如职业危害接触史、工作场所职业病危害因素情况等掌握在用人单位手中的资料,而被职业病诊断机构拒之门外。而且,劳动者没有法律途径来获得这些资料。因此,针对职业病诊断鉴定环节如何获取这些资料,本次修订逐步完善,设计出有章可循的法律程序(图2-3)。

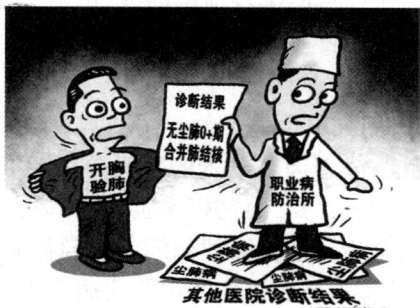

图 2-3

第四十四条规定,承担职业病诊断的医疗卫生机构不得拒绝劳动者进行职业病诊断的要求。

第四十八、四十九和五十条,规定了职业病诊断所需的各种资料如果用人单位不提供,劳动者应该如何获得。

(1) 对于职业史、职业病危害接触史中关于劳动关系、工种、工作岗位或在岗时间的争议,劳动者可以申请劳动仲裁。

(2) 对于用人单位不提供工作场所职业病危害因素检测结果

等资料的,延续了劳动争议中用人单位对掌握的材料不举证则承担不利后果的规则。

(3)规定诊断、鉴定机构应当结合劳动者的临床表现、辅助检查结果和劳动者的职业史、职业病危害接触史,并参考劳动者的自述、负责工作场所职业卫生监督管理部门提供的日常监督检查信息等,作出职业病诊断、鉴定结论。

(4)职业病诊断、鉴定机构需要了解工作场所职业病危害因素情况时,可以对工作场所进行现场调查,也可以向安全生产监督管理部门提出,安全生产监督管理部门应当在10日内组织现场调查。用人单位不得拒绝、阻挠。

(5)劳动者对用人单位提供的工作场所职业病危害因素检测结果等资料有异议,或者因劳动者的用人单位解散、破产,无用人单位提供上述资料的,诊断、鉴定机构应当提请安全生产监督管理部门进行调查,安全生产监督管理部门应当自接到申请之日起30日内对存在异议的资料或者工作场所职业病危害因素情况作出判定;有关部门应当配合。

三、用人单位及其负责人的义务进一步明确,违法成本增加

对用人单位的义务主要做了如下修订:

(1)明确了职业病防治工作中的"用人单位负责"机制,接受职业卫生培训的主体从原法的"用人单位负责人"改为"用人单位的主要负责人和职业卫生管理人员"。

(2)用人单位的主要负责人对本单位的职业病防治工作全面负责。

(3)增加了可对用人单位加以处罚的违法行为种类,包括:未在劳动者离开用人单位时提供职业健康监护档案复印件,隐瞒、毁损职业健康监护档案、工作场所职业病危害因素检测评价结果等相关资料,不提供职业病诊断、鉴定所需资料等。

(4)用人单位应当依照法律、法规要求,严格遵守国家职业卫生标准,落实职业病预防措施,从源头上控制和消除职业病危害。

(5)用人单位应当保障职业病防治所需的资金投入,不得挤占、挪用,并对因资金投入不足导致的后果承担责任。

(6)明确了劳务派遣用工单位的责任,"劳务派遣用工单位应当履行本法规定的用人单位的义务",这将有力防治一些用工单位利用劳务派遣制度不顾劳动者的职业健康。

(7)加大了用人单位的违法处罚力度。例如,订立或者变更劳动合同时未告知劳动者职业病危害真实情况的,可以在警告外并处5万元以上10万元以下的罚款,而原来的标准是2万元至5万元。此外,还单独增加了一条,"违反本法规定,构成犯罪的,依法追究刑事责任"。

四、工会在职业病防治工作中的地位进一步加强

本次修订,使工会的作用逐步得到加强和明确。

(1)第四条增加了一款,"工会组织依法对职业病防治工作进行监督,维护劳动者的合法权益。用人单位制定或者修改有关职业病防治的规章制度,应当听取工会组织的意见"。

(2)第四十一条第一款,增加了"工会依法代表劳动者与用人单位签订劳动安全卫生专项集体合同"的规定。

这些规定强调了工会组织在职业病防治工作中的角色,有利于推动职业病的防治工作。尤其是,在职业病防治规章制度的制定和集体合同签订阶段加强工会的作用,将提高职业病预防的力度,改善劳动者的工作环境。

五、监管机构的法律责任进一步明确

地方政府和监管部门违反《职业病防治法》的规定,也将承担明确的法律责任。

(1)明确规定了县级以上地方人民政府的直接负责的主管人员和其他直接责任人员、各职业卫生监督管理部门的主管人员和其他直接责任人员未依法履行职责情况下的行政处分。

(2)增加了对建设项目审批部门、建设项目施工许可部门违反本法规定,擅自批准可能有职业病危害的建设项目或者发放施工许可的,应受到相关行政处分。

(3)单独增加了一条,"违反本法规定,构成犯罪的,依法追究刑事责任"。

六、无法确认劳动关系的职业病患者将获得民政救济

本次修订增加了第六十二条,"用人单位已经不存在或者无法确认劳动关系的职业病病人,可以向地方人民政府民政部门申请医疗救助和生活等方面的救助。地方各级人民政府应当根据本地区的实际情况,采取其他措施,使前款规定的职业病病人获得医疗救治。"

通过本条的修订,保证了无法确认劳动关系的职业病患者能够获得保障。

第四节 劳动者享有职业健康保护的权利和义务

一、权利

《职业病防治法》第四十条规定,劳动者享有下列职业健康保护权利:

（1）接受职业卫生教育、培训。

劳动者为了掌握劳动技能,掌握职业病防治方面的知识与技能,有必要接受职业卫生教育和培训,这是劳动者享有的权利。通过职业卫生教育与培训,劳动者可以增强自我健康保护意识,提高保护健康的能力。

（2）获得职业健康检查、职业病诊疗、康复等职业病防治服务。

劳动者有权享受定期的职业健康检查,以能够经常性地了解自己的身体状况,及时发现职业病,并得到及时的治疗。

（3）了解工作场所产生或者可能产生的职业病危害因素、危害后果和应当采取的职业病防护措施。

此项权利即职业病危害的知情权。劳动者对于职业病危害的知情权,与劳动者的生命健康权息息相关,是保护劳动者生命健康的重要前提。劳动者职业病危害知情权,主要是通过在与用人单位签订劳动合同时来实现的(图2-4)。用人单位与劳动者签订劳动合同时,应当将工作过程中产生的职业病危害及其后果、职业病防护措施等如实告知劳动者,不得隐瞒或者欺骗。劳动者只有了解了工作场所产生或者可能产生的职业病危害因素、危害后果以及应当采取的职业病防护措施,才能真正保护自身的健康。

（4）要求用人单位提供符合防治职业病要求的职业病防护设施和个人使用的职业病防护用品,改善工作条件。

由于劳动者从事接触职业病危害因素的作业,因而,应当得到适当的保护,这是保护劳动者身体健康的重要措施。用人单位必须采取有效的职业病防护设施,并为劳动者提供个人使用的符合防治职业病要求的职业病防护用品。

（5）对违反职业病防治法律、法规以及危及生命健康的行为

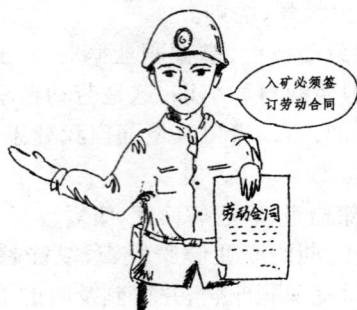

图 2-4

提出批评、检举和控告的权利。

　　如果劳动者发现用人单位有违反职业病防治法律、法规以及危及生命健康的行为,有权对用人单位提出批评,并有权向有关部门进行检举和控告。检举可以署名,也可以不署名;可以用书面形式,也可以用口头形式。但是,劳动者在行使这一权利时,应注意检举和控告的情况必须真实,要实事求是,不能道听途说,更不能凭空捏造,无中生有。

　　(6)拒绝违章指挥和强令冒险没有防护措施进行作业的权利。

　　这里讲的违章指挥,主要是指用人单位的负责人、生产管理人员和工程技术人员违反规章制度,不顾劳动者的生命健康,指挥劳动者进行生产活动的行为。进行没有防护措施的作业,是指用人单位没有采取适当的职业病防护措施,不顾劳动者的生命健康,强迫、命令劳动者进行作业。这些都是对劳动者生命健康的极大威胁。为了保护自己的生命健康,对于用人单位的这种行为,劳动者有权加以拒绝(图 2-5)。

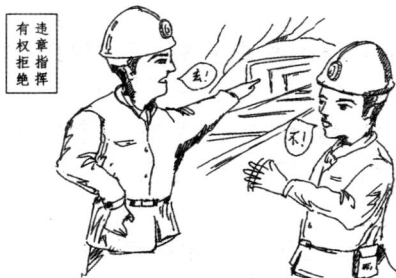

图 2-5

（7）参与用人单位职业卫生工作的民主管理，对职业病防治工作提出意见和建议的权利。

劳动者有权参与用人单位的民主管理，通过参与用人单位的民主管理，可以充分调动劳动者的积极性与主动性，可以充分发挥劳动者的聪明才智，为用人单位献计献策，对职业病防治工作提出意见和建议，共同做好用人单位的职业病防治工作。

劳动者享有的上述职业卫生保护权利，是法律赋予劳动者的权利，用人单位应当保障劳动者行使，任何人不得侵犯劳动者依法享有的权利。如果用人单位因为劳动者依法行使法律规定的权利，比如，当劳动者发现用人单位有违反职业病防治法规、法规行为，对用人单位提出批评、检举和控告时，用人单位便对该劳动者通过降低其工资、福利待遇等方式，对其进行报复，或者因此解除、终止劳动合同的，这些行为都是对劳动者依法行使正当权利的一种侵犯，因此其行为是无效的。

二、义务

《职业病防治法》第三十五条规定，劳动者应当履行下列职业卫生保护义务：

（1）劳动者应当学习和掌握相关的职业卫生知识，增强职业病防范意识。

（2）遵守职业病防治法律、法规、规章和操作规程。

（3）正确使用、维护职业病防护设备和个人使用的职业病防护用品。

（4）发现职业病危害事故隐患应当及时报告。

实践中，有些劳动者对于用人单位提供的职业病防护用品和职业病防护设备，不能正确使用；有的对于提供的职业病防护用品重视不够，甚至根本就不采用，比如，有的劳动者因为天热就不戴防尘口罩。这样做，对劳动者本人身体健康的危害是很大的。

劳动者不履行上述规定义务的，用人单位应当对其进行教育，严重的要进行批评，帮助其改正（图2-6）。应使每一位劳动者认识到，履行法律规定的义务，不仅是保护劳动者个人身体健康的需要，同时也是保护其他劳动者身体健康的需要。

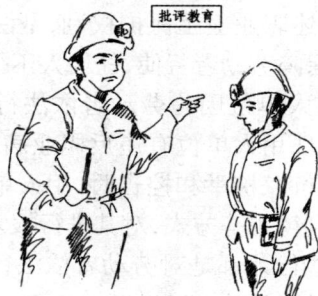

图 2-6

第五节　用人单位保障劳动者
获得职业健康保护的义务

《职业病防治法》对用人单位在用人过程中,保护劳动者健康的法律义务和责任规定较多,概括起来主要包括以下几个方面。

一、加强前期预防

(1) 采取措施,为劳动者创造工作环境和工作条件,保证工作场所符合职业卫生标准和卫生要求。如对产生职业病危害因素的工作场所配备防护设施,治理职业病危害;对作业场所的危害进行评价、控制与管理;配套更衣间、洗浴间、孕妇休息间等卫生设施等。

(2) 参加工伤保险,为本单位全部职工缴纳工伤保险费。参加工伤保险的目的在于保障因工作遭受事故伤害或者患职业病的职工获得医疗救治和经济补偿,促进工伤预防和职业康复,分散用人单位的工伤风险。职业病是工伤的一种,通过工伤保险制度解决职业病病人的待遇问题,不仅有利于加强职业病病人的社会保障,而且有利于减轻用人单位的负担。

劳动保障行政部门应当加强对工伤保险的监督管理,督促用人单位依法参加工伤保险,同时对工伤保险的支付情况进行检查,确保劳动者依法享受工伤保险待遇。

二、加强劳动过程中的防护与管理

(1) 制定职业病防治计划、实施方案和应急预案,设置职业病防治机构,配备专职或者兼职的职业卫生管理人员,全面负责本单位的职业病防治工作。

（2）加强作业管理或者劳动过程的管理。针对劳动者所从事的岗位、接触职业病危害因素不同，制定相应的作业管理规章制度、操作规程等，配备必要的防护设施和用品，督促、指导劳动者正确使用和维护各种防护设施等。

（3）履行危害告知义务。在与劳动者订立劳动合同时，应当依法告知劳动者工作过程中可能产生的职业病危害后果、防护措施和有关待遇，在工作场所公布职业病防治的有关规章制度、危害检测结果以及防护措施；对劳动者进行岗前、岗中定期职业病防治知识培训，危害防护教育，普及职业卫生知识。

（4）对产生严重职业病危害的作业岗位，应当在其醒目位置，设置警示标识和警示说明。警示说明应当载明产生职业病危害的种类、后果、预防以及应急救治措施等内容。

（5）实施对劳动者的健康监护。包括劳动者上岗前、在岗中以及离岗时的动态、连续的职业健康检查；发生或者可能发生职业健康危害事故时的应急健康检查。为劳动者建立职业健康监护档案。

（6）履行对未成年工、女工等特殊劳动者人群的特殊保护义务，即不得安排未成年工从事接触职业病危害的作业；不得安排孕妇、哺乳期的女职工从事对本人和胎儿、婴儿有危害的作业（图2-7）。

三、完善职业病诊断和职业病人保障

（1）用人单位应当及时安排对疑似职业病病人进行诊断；在疑似职业病病人诊断或者医学观察期间，不得解除或者终止与其订立的劳动合同。疑似职业病病人在诊断、医学观察期间的费用，由用人单位承担。

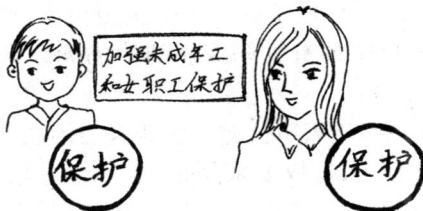

图2-7

(2) 用人单位应当按照国家有关规定,安排职业病病人进行治疗、康复和定期检查。

(3) 用人单位对不适宜继续从事原工作的职业病病人,应当调离原岗位,并妥善安置。

(4) 用人单位对从事接触职业病危害作业的劳动者,应当给予适当的岗位津贴。

第六节　工会组织在劳动者职业健康保护中的权利和义务

《职业病防治法》对工会组织在劳动者职业健康保护中的权利和义务主要有以下规定:

(1) 工会组织依法对职业病防治工作进行监督,维护劳动者的合法权益。用人单位制定或者修改有关职业病防治的规章制度,应当听取工会组织的意见。

(2) 工会组织应当督促并协助用人单位开展职业卫生宣传教育和培训,有权对用人单位的职业病防治工作提出意见和建议,依法代表劳动者与用人单位签订劳动安全卫生专项集体合同,与用人单位就劳动者反映的有关职业病防治的问题进行协调并督促解决。

(3)工会组织对用人单位违反职业病防治法律、法规,侵犯劳动者合法权益的行为,有权要求纠正;产生严重职业病危害时,有权要求采取防护措施,或者向政府有关部门建议采取强制性措施;发生职业病危害事故时,有权参与事故调查处理;发现危及劳动者生命健康的情形时,有权向用人单位建议组织劳动者撤离危险现场,用人单位应当立即作出处理。

思 考 题

1.《职业病防治法》的立法目的是什么?

2. 我国职业病防治的方针是什么?

3. 劳动者在职业健康保护中享有哪些权利和义务?

4. 用人单位保障劳动者获得职业健康保护的义务有哪些?

5. 工会组织在劳动者职业健康保护中的权利和义务有哪些?

第三章
煤矿职业病防治相关法律法规

第一节 煤矿职业病防治法律

一、宪法

《宪法》是我国职业病防治法律的立法基础。《宪法》中不仅有职业病防治法律规范,而且《宪法》在所有法律形式中居于最高地位,是根本大法,具有最高的法律效力。所有其他职业病防治法律都要依据《宪法》确定的基本原则来确定,不可与之相抵触。

《宪法》第四十二条规定:"中华人民共和国公民有劳动的权利和义务。国家通过各种途径,创造劳动就业条件,加强劳动保护,改善劳动条件,并在发展生产的基础上,提高劳动报酬和福利待遇。"《宪法》中这一规定对加强劳动保护、改善劳动条件作了原则性规定。

二、劳动法

《劳动法》对劳动者职业健康保护主要有如下规定:

(1) 用人单位必须为劳动者提供符合国家规定的劳动安全卫生条件和必要的劳动防护用品,对从事有职业危害作业的劳动者应当定期进行健康检查。

（2）从事特种作业的劳动者必须经过专门培训并取得特种作业资格。

（3）劳动者在劳动过程中必须严格遵守安全操作规程。劳动者对用人单位管理人员违章指挥、强令冒险作业，有权拒绝执行；对危害生命安全和身体健康的行为，有权提出批评、检举和控告。

（4）用人单位应当建立职业培训制度，按照国家规定提取和使用职业培训经费，根据本单位实际，有计划地对劳动者进行职业培训。从事技术工种的劳动者，上岗前必须经过培训。

（5）禁止安排女职工从事矿山井下、国家规定的第四级体力劳动强度的劳动和其他禁忌从事的劳动。

（6）不得安排女职工在经期从事高处、低温、冷水作业和国家规定的第三级体力劳动强度的劳动。

（7）不得安排女职工在怀孕期间从事国家规定的第三级体力劳动强度的劳动和孕期禁忌从事的劳动。对怀孕七个月以上的女职工，不得安排其延长工作时间和夜班劳动。

（8）不得安排女职工在哺乳未满一周岁的婴儿期间从事国家规定的第三级体力劳动强度的劳动和哺乳期禁忌从事的其他劳动，不得安排其延长工作时间和夜班劳动。

（9）不得安排未成年工从事矿山井下、有毒有害、国家规定的第四级体力劳动强度的劳动和其他禁忌从事的劳动。

（10）用人单位应当对未成年工定期进行健康检查。

三、安全生产法

《安全生产法》（图 3-1）对劳动者职业健康保护主要有如下规定：

（1）生产经营单位应当对从业人员进行安全生产教育和培

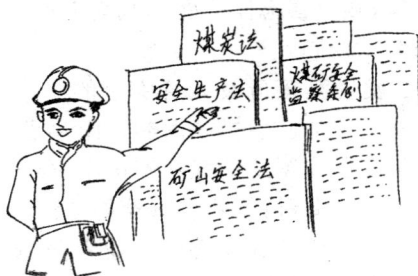

图 3-1

训,保证从业人员具备必要的安全生产知识,熟悉有关的安全生产规章制度和安全操作规程,掌握本岗位的安全操作技能。未经安全生产教育和培训合格的从业人员,不得上岗作业。

(2)生产经营单位新建、改建、扩建工程项目(以下统称建设项目)的安全设施,必须与主体工程同时设计、同时施工、同时投入生产和使用。安全设施投资应当纳入建设项目概算。

(3)生产经营单位与从业人员订立的劳动合同,应当载明有关保障从业人员劳动安全、防止职业危害的事项,以及依法为从业人员办理工伤社会保险的事项。

(4)生产经营单位的从业人员有权了解其作业场所和工作岗位存在的危险因素、防范措施及事故应急措施,有权对本单位的安全生产工作提出建议。

(5)从业人员有权对本单位安全生产工作中存在的问题提出批评、检举、控告;有权拒绝违章指挥和强令冒险作业。生产经营单位不得因从业人员对本单位安全生产工作提出批评、检举、控告或者拒绝违章指挥、强令冒险作业而降低其工资、福利等待遇或者解除与其订立的劳动合同。

（6）从业人员发现直接危及人身安全的紧急情况时,有权停止作业或者在采取可能的应急措施后撤离作业场所。生产经营单位不得因从业人员在前款紧急情况下停止作业或者采取紧急撤离措施而降低其工资、福利等待遇或者解除与其订立的劳动合同。

（7）因生产安全事故受到损害的从业人员,除依法享有工伤社会保险外,依照有关民事法律尚有获得赔偿的权利的,有权向本单位提出赔偿要求。

（8）从业人员在作业过程中,应当严格遵守本单位的安全生产规章制度和操作规程,服从管理,正确佩戴和使用劳动防护用品。

四、煤炭法

《煤炭法》对劳动者职业健康保护主要有如下规定:

（1）煤矿企业必须坚持安全第一、预防为主的安全生产方针,建立健全安全生产的责任制度和群防群治制度。

（2）各级人民政府及其有关部门和煤矿企业必须采取措施加强劳动保护,保障煤矿职工的安全和健康。国家对煤矿井下作业的职工采取特殊保护措施。

（3）煤矿企业应当对职工进行安全生产教育、培训;未经安全生产教育、培训的,不得上岗作业。煤矿企业职工必须遵守有关安全生产的法律、法规、煤炭行业规章、规程和企业规章制度。

（4）在煤矿井下作业中,出现危及职工生命安全并无法排除的紧急情况时,作业现场负责人或者安全管理人员应当立即组织职工撤离危险现场,并及时报告有关方面负责人。

（5）煤矿企业必须为职工提供保障安全生产所需的劳动保护

用品。

（6）煤矿企业必须为煤矿井下作业职工办理意外伤害保险，支付保险费。

第二节 煤矿职业病防治法规与规章

一、工伤保险条例

《工伤保险条例》对劳动者职业健康保护主要有如下规定：

（1）用人单位应当将参加工伤保险的有关情况在本单位内公示。用人单位和职工应当遵守有关安全生产和职业病防治的法律法规，执行安全卫生规程和标准，预防工伤事故发生，避免和减少职业病危害。职工发生工伤时，用人单位应当采取措施使工伤职工得到及时救治(图 3-2)。

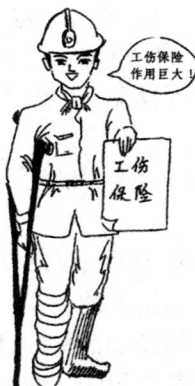

图 3-2

（2）用人单位应当按时缴纳工伤保险费。职工个人不缴纳工伤保险费。

（3）职工有下列情形之一的,应当认定为工伤:

① 在工作时间和工作场所内,因工作原因受到事故伤害的;

② 工作时间前后在工作场所内,从事与工作有关的预备性或者收尾性工作受到事故伤害的;

③ 在工作时间和工作场所内,因履行工作职责受到暴力等意外伤害的;

④ 患职业病的;

⑤ 因工外出期间,由于工作原因受到伤害或者发生事故下落不明的;

⑥ 在上下班途中,受到非本人主要责任的交通事故或者城市轨道交通、客运轮渡、火车事故伤害的;

⑦ 法律、行政法规规定应当认定为工伤的其他情形。

（4）职工有下列情形之一的,视同工伤:

① 在工作时间和工作岗位,突发疾病死亡或者在 48 小时之内经抢救无效死亡的;

② 在抢险救灾等维护国家利益、公共利益活动中受到伤害的;

③ 职工原在军队服役,因战、因公负伤致残,已取得革命伤残军人证,到用人单位后旧伤复发的。

职工有前款第①项、第②项情形的,按照本条例的有关规定享受工伤保险待遇;职工有前款第③项情形的,按照本条例的有关规定享受除一次性伤残补助金以外的工伤保险待遇。

（5）职工因工作遭受事故伤害或者患职业病进行治疗,享受工伤医疗待遇。

（6）职工因工作遭受事故伤害或者患职业病需要暂停工作接受工伤医疗的,在停工留薪期内,原工资福利待遇不变,由所在单位按月支付。

二、煤矿作业场所职业危害防治规定(试行)

1. 概述

为加强煤矿作业场所职业危害防治工作,保护煤矿从业人员的健康,国家安全生产监督管理总局和国家煤矿安全监察局于2010年7月22日颁布了《煤矿作业场所职业危害防治规定(试行)》(以下简称《防治规定》),自2010年9月1日起施行。

本规定对煤矿粉尘(煤尘、岩尘、水泥尘等)、化学物质(氮氧化物、碳氧化物、硫化氢等)、物理因素(噪声、高温等)等职业危害因素的防治作了具体规定,同时明确了煤矿职业危害防治监察体系和煤矿职业危害防治管理措施。

2. 煤矿职业危害防治监察体系

《防治规定》规定:煤矿职业危害防治实行国家监察、地方监管、企业负责的制度,按照源头治理、科学防治、严格管理、依法监督的要求开展工作。煤矿安全监察机构依法负责煤矿职业危害防治的监察工作,地方各级人民政府煤矿安全生产监督管理部门负责煤矿职业危害防治的日常监督管理工作,煤矿企业是煤矿职业危害防治的责任主体。

3. 煤矿职业危害防治管理措施

《防治规定》对煤矿企业在职业危害管理中的责任主要有如下规定:

（1）煤矿企业应建立健全职业危害防治领导机构,建立职业危害防治院所,配备专职管理人员,从组织机构设置、技术服务支撑到日常管理工作多个方面,全面加强职业病危害防治管理。

(2) 煤矿企业应建立健全下列职业危害防治制度:

① 职业危害防治责任制度;

② 职业危害防治计划和实施方案;

③ 职业危害告知制度;

④ 职业危害防治宣传教育培训制度;

⑤ 职业危害防护设施管理制度;

⑥ 从业人员防护用品配备发放和使用管理制度;

⑦ 职业危害日常监测管理制度;

⑧ 职业健康监护管理制度;

⑨ 职业危害申报制度;

⑩ 职业病诊断鉴定及治疗康复制度;

⑪ 职业危害防治经费保障及使用管理制度;

⑫ 职业卫生档案与职业健康监护档案管理制度;

⑬ 职业危害事故应急救援预案;

⑭ 法律、法规、规章规定的其他职业危害防治制度。

(3) 煤矿企业应指定专职或兼职职业危害因素监测人员,配备足够的监测仪器设备,按照有关规定对作业场所职业危害因素进行日常监测。监测人员按特种作业人员管理,持特种作业操作资格证上岗。

(4) 煤矿企业要积极依靠科技进步,应用有利于职业危害防治和保护从业人员健康的新技术、新工艺、新材料、新产品,坚决限制、逐步淘汰职业危害严重的技术、工艺、材料和产品。

(5) 煤矿企业要通过优化生产布局和工艺流程,使有害作业和无害作业分开,尽可能减少接触职业危害的人数和接触时间。

(6)煤矿企业应按照《煤矿职业安全卫生个体防护用品配备标准》(AQ 1051—2008)规定,为接触职业危害的从业人员提供符合要求的个体防护用品,并指导和督促其正确使用。

(7)煤矿企业应在醒目位置设置公告栏,公布职业危害防治的规章制度、操作规程和作业场所职业危害因素检测结果;对产生严重职业危害的作业岗位,应在醒目位置设置警示标识和说明。

(8)煤矿企业应对从业人员进行上岗前、在岗期间的职业危害防治知识培训,上岗前培训时间不少于 4 学时,在岗期间培训时间每年不少于 2 学时。

三、煤矿安全规程

《煤矿安全规程》(2011 版)对劳动者职业健康保护主要有如下规定:

(1)煤矿企业必须加强职业危害的防治与管理,做好作业场所的职业卫生和劳动保护工作。采取有效措施控制尘、毒危害,保证作业场所符合国家职业卫生标准。

(2)煤矿企业应定期对接触粉尘、毒物及有害物理因素等的作业人员进行职业健康检查。对检查出的职业病患者,必须按国家规定及时给以治疗、疗养和调离有害作业岗位,并做好健康监护及职业病报告工作。

(3)粉尘、毒物等有害物质浓度超过国家职业卫生标准的作业场所,除采取防治措施外,作业人员必须佩戴防尘或防毒等防护用具。

四、尘肺病防治条例

《尘肺病防治条例》对劳动者职业健康保护主要有如下规定:

（1）凡有粉尘作业的企业、事业单位应采取综合防尘措施和无尘或低尘的新技术、新工艺、新设备，使作业场所的粉尘浓度不超过国家卫生标准。

（2）职工使用的防止粉尘危害的防护用品，必须符合国家的有关标准。企业、事业单位应当建立严格的管理制度，并教育职工按规定和要求使用。对初次从事粉尘作业的职工，由其所在单位进行防尘知识教育和考核，考试合格后方可从事粉尘作业。不满18周岁的未成年人，禁止从事粉尘作业。

（3）新建、改建、扩建、续建有粉尘作业的工程项目，防尘设施必须与主体工程同时设计、同时施工、同时投产。

（4）作业场所的粉尘浓度超过国家卫生标准，又未积极治理，严重影响职工安全健康时，职工有权拒绝操作。

（5）凡有粉尘作业的企业、事业单位，必须定期测定作业场所的粉尘浓度。测尘结果必须向主管部门和当地卫生行政部门、劳动部门和工会组织报告，并定期向职工公布。从事粉尘作业的单位必须建立测尘资料档案。

（6）各企业、事业单位对新从事粉尘作业的职工，必须进行健康检查。对在职和离职的从事粉尘作业的职工，必须定期进行健康检查。

（7）各企业、事业单位对已确诊为尘肺病的职工，必须调离粉尘作业岗位，并给予治疗或疗养。

五、其他法规与规范

除上述法规与规范外，与煤矿职业病防治相关的法规与规范还有：

（1）国家职业病防治规划(2009～2015)。

　　主要规划了 2009 年至 2015 年我国职业病防治的目标,通过落实职业病防治责任、加强职业病防治能力建设、加强培训和宣传教育及完善工伤保险制度,全面提高职业病预防和治疗的水平。

　　(2)职业健康监护管理办法。

　　主要规定了企业应加强劳动者上岗前、上岗中和离岗时的职业健康检查,为劳动者建立职业健康档案。

　　(3)职业病危害因素分类目录。

　　详细列举了职业病所对应的危害因素,为企业的建设项目职业病危害评价、申报、健康监护提供了依据。

　　(4)职业病危害事故调查处理办法。

　　按急性职业病事故发病人数、死亡人数等危害后果程度,把职业病危害事故划分为一般、重大和特大事故三类,具体规定了职业病危害事故调查的主要内容,用人单位、国家行政部门、医疗机构、工会等组织的职责,职业病危害事故报告规定,职业病事故调查处理程序,职业病危害事故结案和法律责任。

　　(5)工作场所有害因素职业接触限值。

　　主要规定了工作场所中物理和化学有害因素的接触限值,为工作场所卫生状况、劳动条件、劳动者接触有害因素的程度、生产装置泄露、防护措施效果的监测、评价、管理,以及工业企业卫生设计及职业卫生监督检查等提供依据。

　　(6)作业场所职业危害项目申报管理办法。

　　(7)建设项目安全设施"三同时"监督管理暂行办法。

思 考 题

1.《劳动法》对劳动者职业健康保护有哪些规定？

2.《安全生产法》对劳动者职业健康保护有哪些规定？

3. 根据《工伤保险条例》，什么情形可认定为工伤？

4. 煤矿职业危害防治的管理措施有哪些？

5.《煤矿安全规程》对劳动者职业健康保护有哪些规定？

第四章
煤矿粉尘危害防治

第一节 煤矿粉尘的种类和来源

一、煤矿粉尘的种类

煤矿粉尘(简称矿尘)是煤矿生产过程中随着煤、岩石被破碎而产生的煤、岩石和其他物质细微颗粒的总称。

煤矿粉尘根据粉尘来源分为煤尘、矿尘和水泥尘。

(1)煤尘

煤炭破碎产生的粉尘,主要成分是煤炭。煤尘主要产生于采煤、运煤等作业工序,还有一部分是在煤层尚未开采前已存在于煤层裂隙的原生煤尘。

(2)岩尘

岩尘是粉碎的岩石颗粒,主要产生于岩石或者半岩石掘进工作面。

(3)水泥尘

锚喷作业时喷射水泥砂浆或者混凝土时产生的水泥和沙粒粉尘。

二、煤矿粉尘的来源

井下产尘较多的地点有：采煤和掘进工作面、自溜运输巷道、刮板输送机和带式输送机的转载点、煤仓和溜煤眼的上下口以及井口的卸载点等。

（1）煤尘的主要来源

采煤机落煤、爆破、钻眼、装煤、运煤、工作面放顶及支护、运输转载、人工攉煤和放煤口放煤等作业环节都会产生煤尘。机械化程度高的采煤工作面，如不采取有效的防尘措施，煤尘的产生量更大、更集中。

（2）岩尘的主要来源

岩尘主要产生于岩石或半岩石掘进工作面，岩巷中风钻打眼、爆破将岩石粉碎成极细颗粒，形成高浓度的浮游呼吸性粉尘。在采煤工作面放顶或干式充填采空区时也会产生大量岩尘。岩尘含二氧化硅成分较多，对人体危害大，因此掘进工人的尘肺病发病率比采煤工人高。

（3）水泥尘的主要来源

煤矿水泥尘主要来源于掘进工作面的锚喷支护作业。喷射水泥砂浆或者混凝土时会产生大量的水泥和沙粒粉尘，它已成为掘进工作面的主要粉尘来源之一。

第二节　粉尘对健康的危害

虽然人体对粉尘的进入具有防御功能，但是长期吸入煤矿粉尘会破坏人体防御功能，使清除功能受损，而过量的煤矿粉尘沉积，将导致人体损伤，引发各种疾病。

一、呼吸系统疾病

1. 尘肺

浮游在空气中的矿尘,细小的颗粒能进入人体肺部,引起尘肺病。

尘肺是工人在生产过程中因长期吸入高浓度的粉尘而导致的以肺组织纤维化为主的一种疾病,具有不可逆转性,目前尚无有效的根治方法。煤矿粉尘中,以含二氧化硅的粉尘危害最大,因此应重点防护。

尘肺病还会大大增加病人伴发肺结核感染的机会,从而加速病情进展,加重症状,增加治疗难度,使死亡率增大。

2. 慢性阻塞性肺病

长期吸入煤矿粉尘,还会引起慢性阻塞性肺病,包括慢性支气管炎、支气管哮喘及肺气肿。在临床上,慢性阻塞性肺病可以不伴随尘肺而独立存在,其发病机理不清,可能与吸烟、呼吸道感染等有关。

3. 上呼吸道炎症

粉尘对人体呼吸道的侵害首先是侵入上呼吸道黏膜,早期引起其机能亢进,黏膜下血管扩张、充血,黏膜腺分泌物增加,最后造成萎缩性病变,如萎缩性鼻炎等。

4. 肺癌

岩尘中所含有的二氧化硅是致癌物质。统计数据表明,尘肺病人的癌症发病危险性远高于非尘肺患者。

二、局部作用

粉尘附着于皮肤可能阻塞皮脂腺,容易继发感染而引起暴露性皮炎、毛囊炎等,进入眼内的粉尘颗粒,可引起结膜炎等。

粉尘可促使外耳道形成"耳垢栓塞",侵入鼻咽部的粉尘又能引起中耳炎、鼓膜炎和耳咽管炎等。

粉尘刺激鼻黏膜会引起肥大性鼻炎和萎缩性鼻炎。

煤、硅、锌及其他粉尘进入消化道后,可使消化腺分泌机能破坏,引起消化不良和胃炎。调查发现,接触 TNT、煤、二氧化硅粉尘和铝粉的工人中,患胃肠系统疾病者占 25%～60%。

第三节　煤矿尘肺病

一、尘肺病的分类

尘肺是我国最主要的职业病,2006～2010 年,各类尘肺病约占职业病总数的 80%。我国现行的职业病名单中有 12 种尘肺,即:矽肺、煤工尘肺、石墨尘肺、炭黑尘肺、石棉肺、滑石尘肺、水泥尘肺、云母尘肺、陶工尘肺、铝尘肺、电焊工尘肺、铸工尘肺,还有根据相关法规可以诊断的其他尘肺。

煤矿尘肺按患者吸入矿尘的成分不同,可分为三类:

(1)矽肺

由于吸入含游离二氧化硅含量较高的岩尘而引起的尘肺病,患者多为长期从事岩巷掘进的矿工。

(2)煤矽肺

由于同时吸入煤尘和岩尘所引起的尘肺病,患者多为岩巷掘进和采煤混合工种矿工。

(3)煤肺

由于大量吸入煤尘而引起的尘肺病,患者多为长期单一地在煤层中从事采掘工作的采煤工、选煤厂选煤工、煤球制造工以及车站和码头煤炭装卸工等。

二、尘肺病发病情况

煤矿尘肺病中,以矽肺的危害性最大,它发病期短,发病率高,病情发展快,久患不愈,所以建井时期和生产时期的开拓掘进的防尘工作尤为重要。

煤矿开采过程中,由于煤矿岩层含游离二氧化硅量有时可高达 40% 以上,煤矿工人工种变动频繁,长期固定从事单一工种的很少,故工人所接触的粉尘多为煤矽混合性粉尘,因此煤矿尘肺病中以煤矽肺病最多,约占 80%,单纯的矽肺和煤肺较少。

并不是所有的接尘人员都会发病,我们把尘肺病患者占接尘人员的百分数称为发病率。由于矿井、工种和劳动条件等的不同,发病率差别也很大。按井下工种划分,各工种的尘肺发病率见表 4-1。

表 4-1 　　　　　　　　**不同工种的尘肺病发病率**

接尘工种	发病率/%	尘肺病类型	接尘性质
岩巷掘进工人	4.22	矽肺	矽尘
岩掘及采煤工	2.35	煤矽肺	矽尘、煤尘
采煤机司机	0.30	煤肺	煤尘

煤矿尘肺的发病工龄(即由接触矿尘到出现尘肺病所经历的时间)由 10 年左右到 20、30 年以上。矽肺病发病工龄为 10~15年,煤矽肺病为 15~20 年,煤肺病为 20~30 年。尘肺病人每年的治疗费用约 3.4 万元,按照从发病到死亡 20 年计算,每名尘肺病人的治疗费用近 70 万元。

三、煤工尘肺的临床表现

1. 尘肺病症状

尘肺病人的临床表现主要是以呼吸系统症状为主的咳嗽、咳痰、胸痛、呼吸困难四大症状,此外尚有喘气、咯血以及某些全身症状。

(1) 呼吸困难

呼吸困难是尘肺病最常见和最早发生的症状,且和病情的严重程度相关。随着肺组织纤维化程度的加重、有效呼吸面积的减少、通气与血流比例的失调,缺氧导致呼吸困难逐渐加重。并发症的发生则明显加重呼吸困难的程度和发展速度,并累及心脏,发生肺源性心脏病,使之很快发生心肺功能失常而导致心功能衰竭和呼吸功能衰竭,这是尘肺病人死亡的主要原因。

(2) 咳嗽

咳嗽是一种呈突然、暴发性的呼气运动,有助于清除气道分泌物,因此咳嗽的本质是一种保护性反射。早期尘肺病人咳嗽多不明显,但随着病程的进展,病人多合并慢性支气管炎,晚期病人常易合并肺部感染,均使咳嗽明显加重。特别是合并有慢性支气管炎者咳嗽显著,也具有慢性支气管炎的特征,即咳嗽和季节、气候等有关。吸烟病人咳嗽较不吸烟者明显。

(3) 咳痰

尘肺病人咳痰是常见的症状,即使在咳嗽很少的情况下,病人也会有咳痰,这主要是由于呼吸系统对粉尘的清除导致分泌物增加所致。在没有呼吸系统感染的情况下,一般痰量不多,多为黏液痰。煤工尘肺病人痰多为黑色,晚期煤工尘肺病人可咳出大量黑色痰,其中可明显地看到煤尘颗粒,多是大块纤维化病灶由于缺血溶解坏死所致。

（4）胸痛

胸痛是尘肺病人最常见的症状,几乎每个病人或轻或重均有胸痛,胸痛的部位不一且常有变化,多为局限性;疼痛性质多不严重。

（5）咯血

咯血较为少见,可由于上呼吸道长期慢性炎症引起黏膜血管损伤,咳痰中带有少量血丝;也可能由于大块纤维化病灶的溶解破裂损及血管而咯血量较多。

（6）其他

除上述呼吸系统症状外,可有程度不同的全身症状,常见的有消化功能减弱、食欲差、腹胀、大便秘结等。

2. 尘肺病分期

尘肺病以 X 射线胸片表现分期,分为 Ⅰ 期尘肺、Ⅱ 期尘肺和Ⅲ 期尘肺:

（1）Ⅰ 期尘肺

有总体密集度 1 级的小阴影,分布范围至少达到 2 个肺区。

（2）Ⅱ 期尘肺

有总体密集度 2 级的小阴影,分布范围超过 4 个肺区;或有总体密集度 3 级的小阴影,分布范围达到 4 个肺区。

（3）Ⅲ 期尘肺

有下列三种表现之一者为Ⅲ 期尘肺:

① 有大阴影出现,其长径不小于 20 mm,短径不小于 10 mm;

② 有总体密集度 3 级的小阴影,分布范围超过 4 个肺区并有小阴影聚集;

③ 有总体密集度 3 级的小阴影,分布范围超过 4 个肺区并有大阴影。

煤矿尘肺常见并发症是慢性支气管炎和肺气肿、肺结核、类风湿性关节炎。

无论早期还是中后期的尘肺病患者,都应该及时进行治疗。可在药物或手术治疗的同时,服用一些去尘清肺的食物,辅助治疗,如黑木耳等。黑木耳内含大量的胶质,能吸附肺内粉尘,消化纤维物质,并随新陈代谢排出体外。

3. 尘肺病的致残等级

尘肺病对劳动者劳动能力的影响程度需根据其 X 射线诊断尘肺期别、肺功能损伤程度和呼吸困难程度进行鉴定。根据现行标准《劳动能力鉴定职工工伤与职业病致残等级分级》(GB/T 16180—2006),尘肺致残程度共分有 6 级,由重到轻依次为:

一级:① 尘肺Ⅲ期伴肺功能重度损伤及/或重度低氧血症 $[p_{O_2} < 5.3\ kPa(40\ mmHg)]$;② 职业性肺癌伴肺功能重度损伤。

二级:① 尘肺Ⅲ期伴肺功能中度损伤及(或)中度低氧血症;② 尘肺Ⅱ期伴肺功能重度损伤及或重度低氧血症 $[p_{O_2} < 5.3\ kPa(40\ mmHg)]$;③ 尘肺Ⅲ期伴活动性肺结核;④ 职业性肺癌或胸膜间皮瘤。

三级:① 尘肺Ⅲ期;② 尘肺Ⅱ期伴肺功能中度损伤及(或)中度低氧血症;③ 尘肺Ⅱ期合并活动性肺结核。

四级:① 尘肺Ⅱ期;② 尘肺Ⅰ期伴肺功能中度损伤及/或中度低氧血症;③ 尘肺Ⅰ期合并活动性肺结核。

六级:尘肺Ⅰ期伴肺功能轻度损伤及/或轻度低氧血症。

七级:尘肺Ⅰ期,肺功能正常。

四、预防煤矿尘肺病的措施

大量粉尘特别是含二氧化硅的粉尘吸入肺内,往往无法由呼吸道及时和完全清除。有时虽然工人当时没有出现尘肺症状,但在脱离接尘工作后若干年也有可能出现尘肺。早期尘肺病患者即使脱离粉尘作业,病情也会继续发展,如并发症,患者可生存较长时间,但常丧失劳动能力,且病人非常痛苦。尘肺病本身无法根治,因此关键在于预防。

1. 减尘和降尘

预防尘肺病的关键在于防尘,而防尘的根本措施在于减少粉尘的产生和降低矿井空气中粉尘含量。这需要煤矿企业改革生产工艺,改进设备参数,采用煤层注水、采空区灌水预湿煤体,湿式作业,采用水封爆破和水炮泥等措施减少粉尘的产生,通过通风、喷雾、水幕、使用除尘器等措施降低作业场所粉尘浓度。

2. 个体防护

个体防护是对技术防尘措施的必要补救,在作业现场防、降尘措施难以使粉尘浓度降至国家卫生标准所要求的水平时,必须使用个人防护用品。个体防护是综合防尘中最后一道屏障,坚持正确使用防尘用品,终生可不得尘肺。

3. 卫生措施

凡有粉尘职业禁忌证者,均不宜参加接尘工作。

凡接尘人员均应定期体检,包括 X 胸片,间隔时间根据接触二氧化硅含量和空气粉尘浓度而定。对已患尘肺的工人,应采取综合措施,包括脱离粉尘作业,另行安排适当工作,加强营养和妥善的康复锻炼,以增强体质,预防呼吸道感染和并发症的发生。

已经脱离粉尘作业的工人,也应根据接触粉尘的性质和浓度继续复查。尘肺患者复查一般每年一次,疑似尘肺患者需每年复查一次。

【案例 4-1】 井下工作 16 年矿工肺内洗出 48 瓶黑水

2011 年 10 月,新疆某煤业公司将 11 名患尘肺病的矿工送到医院进行洗肺治疗,其中一名在井下工作了 16 年的矿工肺内竟然洗出 48 瓶黑水。

10 月 18 日 10 时,该院手术室内,这名 51 岁的矿工已处于麻醉状态,护士给他戴好防护眼镜开始输液。麻醉科主任把硅胶双肺气管导管从他嘴部插入,熟练地将双腔管插入双肺之间预定部位进行双肺隔离。

麻醉科主任说,双肺隔离是肺灌洗手术中最重要的步骤,如果隔离不到位,就会出现双肺同时进水,所以灌洗时必须保持一侧肺灌洗,而另一侧肺用呼吸机辅助呼吸。

半小时后,右肺先开始灌洗。护士在肺灌洗装置中倒入 1 000 毫升透明的灌洗液,液体从双腔管进入右肺,继而通过引流管引流出灰黑色的液体。

一次、两次、三次……12 000 毫升透明的液体被逐渐输入右肺,而出来的像墨汁一样的黑水被一瓶瓶摆在了手术室的窗台上。

医院职业病科医师介绍说:"每个工种灌洗出的液体颜色是不一样的。煤矿工人洗出的水是黑色的,水泥厂工人的是灰褐色的,木工的是浑黄色的……"

12 时 50 分左右,开始灌洗左肺。13 时 30 分,灌洗结束。48 瓶灌洗出的液体由墨黑逐渐清亮。

"这咋可能呢? 从 2004 年检查出尘肺病一期我就不挖煤了啊!"洗肺矿工拿着灌洗出的"墨汁"瓶简直不敢相信自己的眼睛。

他是这批病人中洗出的"墨汁"最浓最多的。在井下工作 16 年后他不挖煤了,但仍担任安检工作,井下巡查并没有让他脱离粉尘环境。

据介绍,这批来洗肺的工人中,最小的 36 岁,最大的 59 岁。

第四节 煤矿粉尘的监测

一、煤矿作业场所粉尘接触浓度管理限值

目前,我国对粉尘浓度的测定分为总粉尘浓度测定和呼吸性粉尘浓度测定。呼吸性粉尘是粒径在 5 μm 以下的,能进入人体肺部的颗粒物,是引起尘肺的病因。个体粉尘采样器是测定工人在一个工作日(8 h)所接触的平均粉尘浓度的采样仪器。它可以测定劳动者一个工作日实际接触的粉尘量,在评价粉尘危害时有实际意义。《煤矿作业场所职业危害防治规定(试行)》对煤矿作业场所粉尘接触浓度作出了明确规定,见表 4-2。

表 4-2 煤矿作业场所粉尘接触浓度管理限值判定标准

粉尘种类	游离二氧化硅含量/%	呼吸性粉尘浓度/(mg/m³)
煤尘	≤5	5.0
岩尘	5~10	2.5
	10~30	1.0
	30~50	0.5
	≥50	0.2
水泥尘	<10	1.5

二、粉尘监测

粉尘监测是执行国家粉尘卫生标准的主要手段,通过监测以便发现尘源,确定其规模,检验防尘措施效果,为此《煤矿作业场所职业危害防治规定(试行)》对粉尘监测采样点的选择和布置有明确规定,见表4-3。

表 4-3 　　　　　　粉尘监测采样点的选择和布置

类别	生产工艺	测尘点布置
回采工作面	采煤机落煤、工作面多工序同时作业	回风侧10～15 m处
	司机操作采煤机,液压支架工移架、回柱放顶,移刮板输送机,司机操作刨煤机,工作面爆破处	在工人作业的地点
	风镐、手工落煤及人工攉煤、工作面顺槽钻机钻孔、煤电钻打眼、薄煤层刨煤机落煤	在回风侧3～5 m处
掘进工作面	掘进机作业、机械装岩、人工装岩、刷帮、挑顶、拉底	距作业地点回风侧4～5 m处
	掘进机司机操作掘进机、砌碹、切割联络眼、工作面爆破作业	在工人作业地点
	风钻、煤电钻打眼、打眼与装岩机同时作业	距作业地点3～5 m处巷道中部
锚喷	打眼、打锚杆、喷浆、搅拌上料、装卸料	距作业地点回风侧5～10 m处
转载点	刮板输送机作业、带式输送机作业、装煤(岩)点及翻罐笼	回风侧5～10 m处
	翻罐笼司机和放煤工人作业、人工装卸料	作业人员作业地点

类别	生产工艺	测尘点布置
井下其他场所	地质刻槽、维修巷道	作业人员回风侧 3～5 m 处
	材料库、配电室、水泵房、机修硐室等处工人作业	作业人员活动范围内
露天煤矿	钻机穿孔、电铲作业	下风侧 3～5 m 处
	钻机司机操作钻机、电铲司机操作电铲	司机室内
地面作业场所	地面煤仓等处进行生产作业	作业人员活动范围内

呼吸性粉尘浓度监测应在正常生产时段进行,呼吸性粉尘可采用定点或个体方法进行监测。监测周期如表 4-4 所列。

表 4-4　　　　　煤矿呼吸性粉尘浓度监测周期

监测种类	监测地点	监测周期
工班个体呼吸性粉尘	采、掘(剥)工作面	3 个月 1 次
	其他地点	6 个月 1 次
定点呼吸性粉尘		1 个月 1 次
粉尘分散度		6 个月 1 次
游离二氧化硅含量		6 个月 1 次

粉尘监测人员及设备配备也有明确要求,见表 4-5。

表 4-5　　　　　　　粉尘监测人员及设备配备要求

测尘点数量	测尘人员数量	测尘仪器数量
＜20	≥1 人	≥2 台
20～40	≥2 人	≥4 台
40～60	≥3 人	≥6 台
＞60	≥4 人	≥8 台
露天煤矿和地面工厂	≥2 人	≥4 台

第五节　煤矿粉尘防治技术

煤矿防尘技术,就是以各种技术手段减少粉尘的产生及降低其浓度的措施。根据几十年来我国煤矿积累的防尘经验,煤矿防尘技术大体上可以分为减少粉尘产生的减尘技术和降低空气中已产生粉尘的除尘技术两大类(图 4-1)。

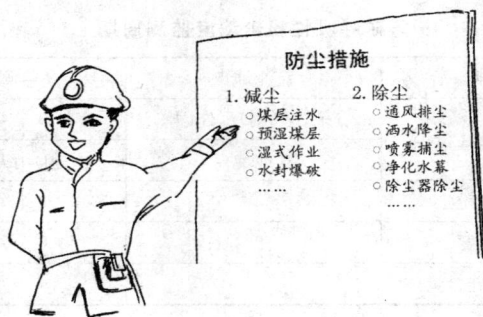

图 4-1

一、减尘技术

减尘就是减少和抑制尘源产尘。减尘技术属于治本性技术，它包括两方面的技术措施：① 减少各产尘工序的产尘总量和产尘强度，从产尘数量上控制；② 降低对人体危害最大的呼吸性粉尘所占的比例，从降尘质量上设防。

煤层注水、采空区灌水预湿煤体，湿式凿岩和湿式打眼，采用水封爆破和水炮泥，改革截齿和钻具，寻求采煤机最佳工作参数等，都属于减尘措施。减尘措施是控制粉尘的根本途径，因而在矿井防尘技术实施中应优先考虑。

1. 煤层注水

煤层注水降尘是通过在煤层中打注水钻孔，利用水的压力将水挤压进尚未开采的煤层，水沿裂隙扩展进入孔隙，在毛细管作用下向煤的内部渗透，达到湿润煤体、降低采煤时的煤尘发生量的目的。

注水方式必须考虑矿井的地质条件和采煤技术等因素，如煤层厚度、倾角、有无断层及断层方向，岩石性质，采煤方法，工作面推进度等。注水方式有长钻孔注水、短钻孔注水和深孔注水 3 种。

2. 采空区灌水预湿煤体

采空区灌水预先润湿煤体防尘，是在采用下行陷落法分层开采厚煤层过程中，将水灌入上一分层的采空区内，水在重力及煤体孔隙的毛细管力作用下缓慢渗入下一分层的煤体中，使煤体得到湿润，减少下分层开采时浮游粉尘的产量。

3. 湿式凿岩和湿式打眼

采用干式打眼时，产生的粉尘可占整个岩尘产生量的约85%，因此危害非常大。湿式凿岩就是在打眼过程中，用水润湿炮眼中的岩尘,使其变成岩粉浆流出炮眼,这样除极少量的微细岩尘不能润湿而逸散到炮眼外,其余岩尘与水混合变成岩浆,不会再在工作面的空气中飞扬,因而降尘效果极为显著。

4.水封爆破和水炮泥

(1)水封爆破

水封爆破是借助炸药爆炸产生的压力将水压入煤层使之湿润的一种降尘方法。水近似不可压缩,爆破时,不仅可以渗入煤层,有助于提高爆破效果,而且水的气化更能起到降尘作用。

(2)水炮泥

水炮泥就是用装水的塑料袋代替一部分炮泥,填于炮眼内,爆破时水袋破裂,水在高温高压下气化,然后以细散尘粒为核心凝结,或凝结成雾粒湿润矿尘,达到降尘的目的。它不但可以提高炮眼利用率,降低炸药消耗,而且比单纯用土炮泥时的矿尘浓度低20％～50％,尤其是呼吸性粉尘有较大的减少。此外,使用水炮泥还能降低爆破产生的有害气体,缩短通风时间,并有防止爆破引燃瓦斯的作用。

5.掘锚喷浆减尘措施

锚喷作业时的减尘措施主要有潮料喷射和低风压近距离喷射。

潮料喷射法是提高喷射混凝土质量、减少粉尘的产生及降低回弹的有效方法。拌和好的潮料要求手捏成团,松开即散,嘴吹无灰,这样的潮料黏性小,附壁现象不明显。喷射时需在喷头处再添加适量的水,使混合料充分湿润喷出。采用潮料喷射不仅能有效降低喷头处的粉尘浓度,而且卸料、拌和、过筛和上料等各主要工序地点的粉尘浓度均有显著下降。

风压和喷距直接影响着喷浆时的产尘量。在小于 50 m 的输料管长度范围内,风压小,粉尘浓度和回弹率随之降低。在一定的风压条件下,近距离喷射时粉尘和回弹都减少。

二、除尘技术

1. 通风排尘

排除井巷中的浮尘要有一定的风速。《煤矿安全规程》规定:掘进中的岩巷最低风速不得低于 0.15 m/s,煤巷和半煤岩巷不得低于 0.25 m/s。一般来说,掘进工作面的最优风速为 0.4～0.7 m/s,机械化采煤工作面的风速为 1.5～2.5 m/s。

2. 洒水降尘

洒水降尘是用水润湿沉积于煤堆、岩堆、巷道周壁、支架等处的粉尘。粉尘被水润湿后,不易飞起,因而能有效降低工作地点粉尘浓度,在爆破前后洒水,还能消除炮烟、缩短通风时间。

3. 喷雾洒水捕尘

在容易产尘工序采取喷雾洒水措施,可以收到良好的降尘效果。它是将压力水通过喷雾器(喷嘴)在旋转或冲击的作用下,使水流雾化成细微的水滴以一定的速度进入含尘空气中,水滴在所经的通路上占据一定的空间,粉尘便与水滴相碰,并被水滴所捕获,起到降尘作用。

4. 水幕净化风流

水幕是在敷设于巷道顶部或两帮的水管上间隔地安上数个喷雾器喷雾形成的。喷雾器的布置应以水幕布满巷道断面、尽可能靠近尘源为原则。净化水幕应安设在支护完好、壁面完整、无断裂破碎的巷道段内。

5. 除尘器除尘

所谓除尘器(或除尘装置)是指把气流或空气中含有的固体粒子分离并捕集起来的装置,又称集尘器或捕尘器。根据是否利用水或其他液体,除尘装置可分为干式和湿式两大类。通常,矿用除尘装置多为湿式除尘,是通过尘粒与液滴的惯性碰撞进行除尘的。

第六节 作业点综合粉尘防治

一、掘进防尘

(一)机掘工作面防尘

1. 防尘要求

随着煤矿机械化程度的不断提高,开采强度不断加大,煤矿井下机掘工作面的粉尘浓度越来越大。据统计,国内机掘工作面在未采取措施时粉尘浓度一般在 $1\,000\sim3\,000$ mg/m^3,个别情况更高达 $3\,000$ mg/m^3 以上。为此,《煤矿井下粉尘综合防治技术规范》规定:

① 掘进工作面应采取粉尘综合治理措施,高瓦斯、突出矿井的掘进机司机工作地点和机组后回风巷总粉尘降尘率应大于或等于 85%,呼吸性粉尘降尘率应大于或等于 70%;

② 其他矿井的掘进机司机工作点和机组后回风侧总粉尘降尘效率应大于或等于 90%,呼吸性粉尘降尘效率应大于或等于 75%;

③ 钻眼工作地点的总粉尘降尘效率应大于或等于 85%,呼吸性粉尘降尘效率应大于或等于 80%;

④ 放炮 15 min 后工作地点的总粉尘降尘效率应大于或等于

95%,呼吸性粉尘降尘效率应大于或等于80%。

2. 防尘措施

为达到以上防尘要求,根据机掘工作面具有产尘浓度高、尘源点移动、弥漫整个作业场所等特点,采用单一的防尘措施很难解决问题,必须采用综合防尘措施。《煤矿安全规程》规定:掘进井巷和硐室时,必须采取湿式钻眼、冲洗井壁巷帮、水炮泥、爆破喷雾、装岩(煤)洒水和净化风流等综合防尘措施。冻结法凿井和在遇水膨胀的岩层中掘进不能采用湿式钻眼时,可采用干式钻眼,但必须采取捕尘措施,并使用个体防尘保护用品。

(1) 喷雾除尘

机掘工作面的粉尘来源按工作工序划分,主要有截割头截割产尘和装运产尘两大类。其中截割产尘占整个工作面产尘量的80%～95%。因此,机掘工作面粉尘的防治重点是掘进机截割产尘源。对此,《煤矿安全规程》规定:掘进机作业时,应使用内、外喷雾装置,内喷雾装置的使用水压不得小于3 MPa,外喷雾装置的使用水压不得小于1.5 MPa;如果内喷雾装置的使用水压小于3 MPa或无内喷雾装置,则必须使用外喷雾装置和除尘器。

(2) 湿式钻眼

在煤、岩层中钻孔,采取湿式作业。煤(岩)与瓦斯突出煤层或软煤层中瓦斯抽放钻孔难以采取湿式钻孔时,可采取干式钻孔,但必须采取捕尘、降尘措施,其降尘效率不得低于95%,并确保捕尘、降尘装置能在瓦斯浓度高于1%的条件下安全运行。

(3) 设置净化水幕

采掘工作面回风巷安设至少2道自动控制风流净化水幕。距离工作面50 m内应设置一道自动控制风流净化水幕。

(4) 冲洗巷道

距工作面 20 m 范围内的巷道,每班至少冲洗一次;20 m 以外的巷道每旬至少应冲洗一次,并清除堆积浮煤。

二、炮掘工作面防尘

炮掘工作面的防尘效果要求与机掘工作面要求是相同的。其防尘应针对打眼和爆破两大产尘环节来进行,打眼防尘措施一般是采用湿式打眼,爆破环节防尘主要是结合水炮泥减尘和爆破后喷雾降尘。

三、锚喷支护防尘

打锚杆眼的防尘,重点应解决顶板锚杆眼的产尘问题,所以应采用打锚杆眼的专用钻机设备进行湿式打眼。通常,采用风动凿岩机打锚杆眼时宜采用孔口或孔底捕尘凿岩机;采用电钻打锚杆眼应采用湿式煤电钻。采取有效措施后,也可采用干式钻孔。

混凝土喷射过程中的粉尘飞扬是锚喷作业中粉尘防治的重点。目前喷浆工序降尘比较有效的措施有采用潮料喷射法、低风压近距离喷射工艺和加强通风、设置水幕。

在采取综合减尘措施后,仍不能使作业场所粉尘浓度达到卫生标准要求的情况下,锚喷作业人员必须佩戴个体防护用具。

四、采煤工作面防尘

(一)防尘要求

现在大多数的机械化采煤工作面粉尘浓度达到 2 000 mg/m³以上,造成如此高粉尘浓度的主要原因是进风流污染、采煤机切割和装载、周期性移架、运输机载运和转载、工作面片帮和顶板冒落、移架和放顶煤等。为此,《煤矿井下粉尘综合防治技术规范》规定:采煤工作面应采取粉尘综合治理措施,落煤时产尘点下风侧10~

15 m 处总粉尘降尘效率应大于或等于 85%；支护时产尘点下风侧 10～15 m 处总粉尘降尘效率应大于或等于 75%；放顶煤时产尘点下风侧 10～15 m 处总粉尘降尘效率应大于或等于 75%；回风巷距工作面 10～15 m 处的总粉尘降尘效率应大于或等于 75%。

（二）防尘措施

为达到以上要求，必须采取以下综合防尘措施：

（1）采用煤层注水或采空区灌水预先湿润煤体，增加煤体的水分，减少采煤时的粉尘产生量。

（2）采用喷雾将采煤过程中产生的粉尘消灭在尘源地点，防止粉尘飞扬和进入风流中。

（3）采用液压支架自动喷雾将移架和放煤过程中产生的粉尘消灭在尘源地点，防止粉尘飞扬和进入风流中。

（4）通过选择工作面最佳的通风系统参数以及安装简易的通风设施对剩余的粉尘加以稀释，但又要防止已沉降的粉尘重新飞扬。

（5）对煤炭运输、转载及破碎机破煤等生产环节采取有效的防尘措施。

1. 煤层注水

煤层注水是采煤工作面最重要的、最积极的、最有效的防尘措施。但是，不是所有的煤层都适用这种方法，《煤矿安全规程》规定，采煤工作面应采取煤层注水防尘措施，有下列情况之一的除外：

（1）围岩有严重吸水膨胀性质、注水后易造成顶板垮塌或底板变形，或者地质情况复杂、顶板破坏严重，注水后影响采煤安全的煤层；

（2）注水后会影响采煤安全或造成劳动条件恶化的薄煤层；

（3）原有自然水分或防灭火灌浆后水分大于 4% 的煤层；

（4）孔隙率小于 4% 的煤层；

（5）煤层很松软、破碎，打钻孔时易塌孔、难成孔的煤层；

（6）采用下行垮落法开采近距离煤层群或分层开采厚煤层，上层或上分层的采空区采取灌水防尘措施时的下一层或下一分层。

2. 机械化采煤工作面防尘

（1）采煤机防尘

综合机械化采煤工作面是煤矿井下的主要尘源，而其主要产尘因素就是采煤机作业。

要达到采煤机减尘目的，研制产尘少的采煤机，无疑是从源头控制产尘量的最根本措施；其次，要合理选择截割机构的截割参数和工作参数，如加快牵引速度，同时降低滚筒转速或同时降低截齿速度。在以上二者确定的情况下，对采煤机所产粉尘的控制最主要的措施就是要靠喷雾了。为此，《煤矿安全规程》规定：采煤机必须安装内、外喷雾装置。

（2）通风排尘

通风排尘是采煤工作面综合防尘措施中的一个重要方面。它是通过选择工作面的通风系统和最佳参数以及安装简易的通风设施来实现的。

对于采煤工作面，如果风速过低，细微粉尘不易排除；如果风速过高，则落尘会被吹起，将增大空气中的粉尘浓度。因此，从排尘角度出发，有一个最佳排尘风速。

安设简易通风隔尘设施,如采空区风帘、人行道风帘、采煤机隔尘帘幕、切口风帘隔尘帘幕等,可有效引导风流,并防止粉尘对采煤机司机的危害。

（3）抽尘净化

最好的空气除尘方法是吸尘,其主要优点是可以防止各种粉尘特别是最细的浮游粉尘的扩散和传播。抽尘净化的方法是吸入含尘空气,然后在空气净化装置中捕尘。如安装在采煤机上的微型旋流集尘器,与通风机串联使用,使含尘风流由位于采煤机底托架和采煤机两端的集尘器入口抽入,含尘空气与喷雾器形成的水雾相混合,粉尘遇水后落在个旋流器的内壁上,变成煤泥排出。又如采煤机截割断层和偶尔地截割顶板时,截割部内外喷雾也很难将空气中粉尘浓度降下来,此时可采用过滤除尘装置。

（4）液压支架移架时的喷雾降尘

综采液压支架移动或放煤时,能产生大量的粉尘,因通风断面小、风速大,来自采空区的尘量大增。为了有效地抑制移架或放煤时的产尘,液压支架应有自动喷雾降尘系统。

3. 炮采工作面粉尘防治

爆破采煤工作面是多工序、多尘源的生产作业,其尘源有打眼、爆破、出煤及运输工序等。因此,应采用综合防尘措施,除煤层注水及采空区灌水预湿煤体(与机械化采煤工作面相同)外,其他措施有：炮采工作面采取湿式钻眼法,使用水炮泥；爆破前、后冲洗煤壁,爆破时采用高压喷雾(喷雾压力不低于 8 MPa)或压气喷雾降尘,出煤时洒水降尘。

五、其他作业场所防尘

煤矿井下除采掘工作面粉尘污染很严重外,在煤仓放煤口、溜煤眼放煤口、卸载点、输送机转载点、运输巷、上山与下山、采区运输巷和回风巷、带式输送机斜井与平巷、采煤机工作面运输巷与回风巷、掘进巷道等场所，也将产生较高的粉尘浓度。因此，井下煤仓放煤口、溜煤眼放煤口、转载及运输环节应采取粉尘综合治理措施，总粉尘降尘效率应≥85％。

应采取的防尘措施有：

① 井下煤仓放煤口、溜煤眼放煤口以及地面带式输送机走廊，都安设喷雾装置或除尘器，作业时进行喷雾降尘或用除尘器除尘。

② 转载点落差小于 0.5 m，若超过 0.5 m，安装溜槽或导向板。各转载点实施喷雾降尘或采用密闭尘源除尘器抽尘净化措施。在装煤点下风侧 20 m 内，设置一道风流净化水幕。

③ 运输巷道内设置自动控制风流净化水幕。

【案例 4-2】 兖州矿业集团有限公司采取综合防尘措施，作业场所粉尘浓度得到了有效控制，如鲍店煤矿 5310 综采工作面和东滩煤矿 1302 综放工作面在割煤时总粉尘浓度分别降低到 168 mg/m³ 和 171 mg/m³，呼吸性粉尘浓度分别降低到 9.89 mg/m³ 和 19.1 mg/m³，在移架时的总粉尘浓度分别降到 105 mg/m³ 和 101 mg/m³，呼吸性粉尘浓度分别降低到 3.01 mg/m³ 和 13.3 mg/m³；鲍店煤矿十采皮带巷延伸掘进机作业和济宁三矿 6305 胶带运输机巷掘进机作业时，总粉尘浓度分别降低到 179 mg/m³ 和 282 mg/m³，前者的呼吸性粉尘浓度则降低到 3.17 mg/m³；其他尘源点（如采掘转载点、放煤口、回风等），其总粉尘浓度降低到 20～99 mg/m³，绝大多数在 40 mg/m³ 以下。而该公司在以前防尘工作搞得不好时，采煤工作面的采煤机割煤、移架、放煤时的粉尘浓度分别高达 1 075 mg/m³、968 mg/m³ 和 562 mg/m³；综掘机作业时的粉尘浓度高达 450 mg/m³。由此可以看出，该公司采取的综合防尘措施是行之有效的，尘害得到了有效遏制。20 世纪 80 年代后入矿的工人，尘肺病发生很少，到目前为止发现不超过 5 例。

第七节　粉尘的个体防护和卫生保健

一、作业中加强个体防护

1. 个体防护的必要性

井下各生产环节采取防尘措施后，仍有少量微细矿尘悬浮于空气中，甚至个别地点不能达到卫生标准，所以加强个体防护是综合防尘措施的一个重要方面，其作用是将含尘空气中的粉尘通过滤料滤掉，使佩戴者既能吸入净化后的清洁空气，又不影响正常作业。

个体防护是防止粉尘危害的最后一道防线。

2. 防尘用品种类和要求

工人防尘防护用品包括：防尘口罩、送风口罩、防尘眼镜、防尘安全帽、防尘服、防尘鞋等。呼吸器官防护用品是预防尘肺最重要的个体防护产品。煤矿常用的个体防尘用具主要是自吸过滤式防尘口罩，其他如动力送风式防尘面罩、防尘帽以及隔绝式压风呼吸器等还很少使用。

矿井要求所有接触粉尘作业人员必须佩戴防尘口罩。对防尘口罩的基本要求有：阻尘率高，呼吸阻力和有害空间小，佩戴舒适，不妨碍视野广度。

3. 防尘口罩的使用与维护

正确使用和维护好自吸过滤式防尘口罩,才能使它发挥应有的防尘作用和延长使用寿命。使用前,要检查口罩整体和零部件是否完整良好,如不符合标准要求,必须更换。佩戴时,要包住口鼻,并检查口罩与鼻梁两侧的接触是否良好,以防止粉尘从口罩四周进入。使用后必须把口罩清洗干净,特别是简易型口罩,更要勤洗。滤料为聚氯乙烯和泡沫塑料制成的口罩,最好设专人管理,经常进行检查和修配。检查时要取下换气阀,用清水洗净、晾干,再经消毒后,才能继续使用。

二、搞好卫生保健

1. 加强个人卫生,增强体质

接尘人员应注意个人卫生,勤洗澡,勤换衣,不得将被粉尘污染的工作服带回家,注意生活规律,积极开展户外体育活动,加强身体锻炼,少吸烟喝酒,多摄入含蛋白质和维生素 C 的食物,如肉类、豆类、鸡蛋、新鲜蔬菜和水果等,增强个人体质。

2. 就业前体检

从事接尘作业(含转岗准备接尘)之前,必须参加就业前检查。

就业前体检的检查项目有:职业史、自觉症状及既往病史、结核病接触史、一般临床检查、拍摄胸大片以及必要的其他检查。

粉尘作业禁忌证是指患有某些疾病的人,接触粉尘作业时可能使其原有病情加重,或因对某种职业性危害因素敏感而容易发生职业病,致使一些人不适合参加接触粉尘的作业的疾病或生理状态。不满 18 周岁和有以下粉尘作业禁忌证者不得从事接尘工作:

(1)各种活动性肺结核或肺外结核者。

（2）严重的上呼吸道和支气管疾病者。如：萎缩性鼻炎、鼻腔肿瘤、支气管喘息、支气管扩张及慢性支气管炎等。

（3）显著地影响肺功能的肺部疾病或胸膜病变，如：弥漫性肺纤维化疾病、肺气肿、严重的胸膜肥厚或粘连等。

（4）心血管系统的疾病，如：动脉硬化、高血压、器质性心脏病等。

3．定期体检

粉尘接触工人的定期体检目的是及时发现可疑尘肺、尘肺患者，并观察病情变化，对其他与粉尘作业有关的疾病也能及时报告。对结核菌素试验阴性者应接种疫苗；阳性者预防性抗结核化疗，以降低尘肺和并结核的发病率。检查项目有：职业史、自觉症状和拍摄后前位胸大片。

检查周期：接触以煤尘为主的粉尘的在岗人员，每两年检查一次，其他接尘人员每年一次。发现患有不宜从事粉尘作业的疾患者和尘肺等职业性疾病时，应立即调离接尘岗位。在脱尘前还进行一次健康检查，记载职业史，拍摄胸片。这样既了解脱尘时的健康状况，也为以后随访观察保存了资料。

对于已脱离粉尘作业的职工，也应根据接触粉尘的性质和累积接触量确定继续检查间隔，致纤维化强者间隔短一些。尘肺患者复查一般每年一次，可视病情适当缩短或延长；诊断为可疑尘肺者需每年复查一次。

思　考　题

1．煤矿粉尘主要有哪些种类？

2. 为什么岩尘的危害比较大？
3. 预防尘肺病的主要措施有哪几方面？
4. 煤矿主要的减尘技术措施有哪些？
5. 如何搞好防尘卫生保健？

第五章

煤矿职业中毒防治

第一节 煤矿作业场所常见有毒有害气体

一、常见有毒有害气体

在矿井空气中,由于多种原因可能存在甲烷、一氧化碳、二氧化碳、氮氧化物、硫化氢及二氧化硫等有毒有害气体。其浓度限值见表 5-1。

表 5-1　　　　　煤矿作业场所有毒有害气体浓度限值

化学毒物名称	最高允许浓度/%
一氧化碳	0.002 4
氧化氮(换算成二氧化氮)	0.000 25
二氧化碳	0.5
硫化氢	0.000 66
二氧化硫	0.000 5

二、井下有毒有害气体易积存的地点

在煤矿井下,有些地点容易积存超过允许浓度的有害气体,如

采空区、废置的硐室、打了栅栏的盲硐及悬挂禁止进入标志的地点等。这些地点，不能随便进入，在进入前一定要先检查有毒有害气体的浓度(图 5-1)。

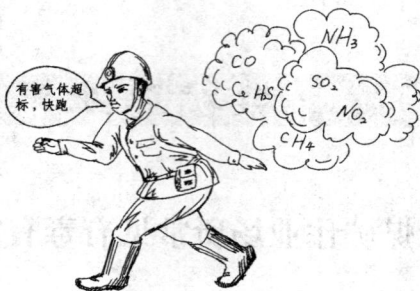

图 5-1

第二节　一氧化碳中毒防治

一、一氧化碳的性质

一氧化碳俗称煤气，是无色、无味、无臭、无刺激性的气体。相对密度 0.967，此空气略轻。易燃、易爆，与空气混合的爆炸极限为 12.5%～74.2%。

二、一氧化碳的来源

一氧化碳主要来源有：

(1) 发生火灾，木料、煤等不完全燃烧。

(2) 瓦斯与煤尘爆炸。

(3) 爆破后，炸药、导爆索不完全燃烧。

（4）煤的自燃。

三、一氧化碳的危害

一氧化碳与血液中的血红蛋白结合能力要比氧气大 300 倍，所以当空气中含有的一氧化碳被吸入人体后，血液中的血红蛋白就会先同一氧化碳结合，造成人体组织和细胞的大量缺氧而中毒死亡。一氧化碳中毒主要表现为急性脑缺氧，其中毒症状及程度与环境中的一氧化碳浓度和接触时间有关。

（1）轻度中毒：出现剧烈头痛、头昏、四肢乏力、恶心呕吐或轻度意识障碍，但无昏迷。

（2）中度中毒：除有上述症状外，还可出现烦躁、步态不稳、意识障碍以至中度昏迷。

（3）重度中毒：意识障碍程度达深度昏迷，并可出现脑水肿、肺水肿、休克或严重的心肌损害、呼吸衰竭、上消化道出血及脑部损害等，甚至导致死亡。

四、一氧化碳的防治

一氧化碳的防治主要采用一通二监三防护的措施。

（1）一通是指加强通风，通过通风措施，将一氧化碳的浓度冲淡到 0.002 4％以下。如果一氧化碳的产生量比较大，可以采用抽放的措施加以排放。

（2）二监是指加强监测。一氧化碳的监测通常采用便携式一氧化碳检测仪或设置一氧化碳传感器。《煤矿安全规程》规定，抽放容易自燃和自燃煤层的采空区瓦斯，开采容易自燃、自燃煤层的矿井，以及封闭火区或启封已经熄灭的火区时，必须监测一氧化碳浓度。

（3）三防护是指做好个人防护。进入高浓度一氧化碳的环境工作，在通风的同时，要佩戴好特制的一氧化碳防毒面具，两人司时工作,以便监护和互助。

五、一氧化碳中毒急救

发现一氧化碳中毒病人,应立即将患者移至新鲜空气处。如果患者呼吸、心跳停止,应立即进行心肺复苏术(但不可进行口对口人工呼吸)。对轻度中毒者的处理,可立即将患者移至新鲜空气处,并注意保暖;对中度以上中毒者,采取高压氧治疗,并进行对症处理,可使用皮质激素、甘露醇脱水等以防治脑水肿,使用能量合剂、细胞色素 C 等以改进细胞代谢,促进脑细胞恢复。对急性一氧化碳中毒治愈的患者,出院后应继续观察 2 个月,如出现迟发性脑症状,要及时处理。

【案例 5-1】 某年 11 月 16 日,某矿发生一起特大一氧化碳中毒事故,造成 10 人死亡。

1. 事故概况

某年 10 月 12 日,某矿老巷内发生煤层自燃,井下一氧化碳超标,在采取密闭措施灭火失败后,该矿决定停产、停止排水,让水位上涨后淹没巷道灭火。11 月 11 日,井下水位上升淹没了井底马头门后,矿井负责人认为火已灭,就开始排水。11 月 14 日,井底水排干,经检查,发现副井底西北 19 m 处仍有烟冒出,就于 15 日请局救护队帮助灭火。15 日 11 时,救护队派人到现场察看后,认为还得采取打密闭的方法灭火。17 时,矿上即安排工人入井打密闭。23 时 45 分,外面刮起八级大风,将向该矿供电的高压线路刮断,造成全矿井停电。该矿准备启动备用发电机,但因故障没能及时启动,直到 16 日 0 时 45 分,备用发电机才启动发电。16 日 1 时,副井主要通风机启动,矿上派人入井检查情况,由于停风时间过长,在井下打密闭的 10 名工人已中毒死亡。

2. 事故原因

（1）由于刮大风将向该矿供电的高压线路刮断，引起全矿井停电、停风，导致井下一氧化碳浓度超标，造成工人中毒死亡，是事故发生的直接原因。

（2）矿井单回路供电，没有可靠的备用电源，井上下没有安全出口，矿井停电后，工人无法逃生。

（3）矿井负责人不懂煤矿安全技术，冒险安排工人打密闭；井下工人都没有佩戴自救器，遇到险情后不能自救，是事故发生的三要原因。

3. 事故预防

煤矿必须按照《煤矿安全规程》的规定采用双回路供电，每个矿井必须至少有 2 个能行人的通达地面的安全出口。在煤矿井下有一氧化碳危害的地点工作时，必须佩戴自救器。

第三节　二氧化碳中毒防治

一、二氧化碳的性质

二氧化碳是无色无味的气体，高浓度时略带酸味。二氧化碳比空气重，煤矿中常积聚在巷道的底部，易溶于水。它不能助燃，也不能供人呼吸。

二、二氧化碳的来源

煤矿井下的二氧化碳主要来源于煤和坑木的氧化、矿井水域酸性岩石的分解作用、人员的呼吸、爆破作业、瓦斯煤尘爆炸、煤自燃、火灾等。有些煤、岩层也会放出二氧化碳。在采空区和停风密闭较久的巷道中都会积聚大量的二氧化碳。

三、二氧化碳的危害

二氧化碳能刺激中枢神经使呼吸加快。二氧化碳中毒绝大多数为急性中毒,少有慢性中毒病例报告。二氧化碳急性中毒主要表现为昏迷、反射消失、瞳孔放大或缩小、大小便失禁、呕吐等,更严重者还可出现休克及呼吸停止等。经抢救,较轻的病员在几小时内逐渐苏醒,但仍可有头痛、无力、头昏等,需两三天才能恢复;较重的病员大多是没有及时抢救出现场而昏迷者,可昏迷很长时间,出现高热、电解质紊乱、糖尿、肌肉痉挛等,甚至即刻窒息死亡。

四、二氧化碳的防治

煤矿井下二氧化碳的防治主要采取以下措施:

(1)加强通风监测。煤矿井下必须采取通风的方式,以稀释和排出二氧化碳,同时根据规定进行二氧化碳浓度的监测。《煤矿安全规程》规定:采掘工作面进风流中二氧化碳浓度不得超过0.4%,总回风流中不得超过0.75%;采区回风巷、采掘工作面回风巷风流中二氧化碳浓度超过1.5%,或者采掘工作风流中二氧化碳浓度达到1.5%时,都必须停止工作,撤出人员,进行处理。

(2)设置警戒。井下通风不良的地区或不通风的旧巷内,往往积聚大量的有害气体,尤其是二氧化碳。因此,在不通风的旧巷口要设置棚栏,并挂上"禁止入内"的牌子。若要进入这些旧巷时必须先进行检查,当确认对人体无害后方可进入。

(3)喷雾洒水。当工作面有二氧化碳放出时,可使用喷雾洒水的办法使其溶于水中。

五、二氧化碳中毒急救

应将二氧化碳中毒者迅速移至新鲜空气中,给予吸氧,必要时用高压氧治疗,抢救人员应佩戴氧气呼吸器或隔离式防毒面具,在无此类设备的紧急条件下,至少应在压缩空气的保护下快速施救,以保证其安全。救出现场后,如发现呼吸及(或)心脏骤停,应及时施以复苏术;不需复苏病例,应根据病情选择氧疗;严重中毒病例有条件者,可选择高压氧治疗。

定期重复使用呼吸兴奋剂(尼可刹米、洛贝林、二甲弗林),必要时可每半小时重复使用,也可用纳洛酮 0.4～0.8 mg,每 2 小时 1 次静脉注射,以抵抗呼吸抑制和衰竭,并有利于二氧化碳从体内排出。

参照中毒性脑病作抗脑水肿、抗惊厥等治疗。高热用冬眠疗法和物理降温,解热药疗效差。并注意防治继发感染及电解质紊乱、酸碱平衡失调,予以支持治疗。

【案例 5-2】 2000 年 4 月 20 日,某矿发生一起二氧化碳中毒事故,造成 4 人死亡。

1. 事故概况

该矿建于 1980 年,井深 200 m。2000 年 4 月 20 日,因当天停电,未向井内送风,15 时,民工甲、乙进入井内探查情况。甲走到斜井距平台约 15 m 处突然跌倒,乙听到响声,连呼数声甲的名字,未闻回应,因自感头晕、胸闷、呼吸困难,即奋力冲出井外呼救。接着民工乙和民工丙、丁返回井内欲救出甲,当靠近甲时,乙、丙突然跌倒,丁见状冲出井外。约 17 时 30 分,在另两名民工的帮助下,将民工乙找到背出井外,经急救中心诊断:乙心跳、呼吸均停止,口唇、面颊、四肢的皮肤及黏膜呈青紫色,腹部平坦,经抢救无效死亡。后又有 2 名民工背上氧气瓶(但不会使用)继续进井内救人,其中 1 人同样跌倒,另 1 人自感不适而退出井外。至此,井内尚有 3 人未被救出,井上人员怀疑井内有毒气,不敢再贸然入井。18 时 30 分来电后,开始向井内送风(无送风管),21 日 11 时,借用大功率鼓风机及 180 m 送风管继续送风,直至 15 时 30 分,救援人员进入井内找到甲等 3 人,并全部移至井外。经诊断,3 人均已死亡。

4 月 21 日,救援人员进入斜井距平台约 15 m 处采集空气样,结果井内空气中二氧化碳浓度为 1%,氧气为 18%。搅动井水时采气样检测,结果二氧化碳浓度为 4%。

2. 事故原因

根据现场检测结果及中毒者临床表现,证实 4 名民工是急性二氧化碳中毒窒息死亡。该井虽经长时间送风后,井内仍有浓度高达 1%～1.2% 的二氧化碳,氧气浓度仅为 16%～19%,在未向井内送风前,估计井中二氧化碳浓度更高。

3. 事故预防

为避免类似事故发生,应采取以下措施:

(1) 加强劳动安全卫生、个人防护、现场救护等知识的教育培训。

(2) 严格遵守操作规程,严禁违章作业。在进入类似深井、封闭巷道等作业前,必须先行充分通风,同时佩戴供氧面具,切忌单独作业。

(3) 现场救援人员在无通风措施或供氧救护装置时,切忌盲目行动,以免造成不必要的伤亡。

第四节　氮氧化物中毒防治

一、氮氧化物的性质

氮氧化物是氮和氧化合物的总称,俗称硝烟,是煤矿生产中最常见的刺激性气体之一。氮氧化物种类很多,主要有一氧化氮(NO)、二氧化氮(NO_2)、氧化亚氮(N_2O)、三氧化二氮(N_2O_3)、四氧化二氮(N_2O_4)及五氧化二氮(N_2O_5)等。除了二氧化氮外,其他氮氧化物均极不稳定,遇光、热、湿变成二氧化氮。一氧化氮是无色气体,在空气中立即与氧化合而成二氧化氮。二氧化氮为浅红棕色气体,在21.2 ℃时凝结成红棕色液体,有刺激性气味。煤矿生产中接触到的氮氧化物主要是二氧化氮。

二、氮氧化物的来源

煤矿作业场所氮氧化物的主要来源有:

(1) 井下爆破采煤、井下岩巷爆破及煤巷爆破等作业使用的炸药多为硝铵炸药,主要成分为硝酸铵、三硝基甲苯等,爆破产生的烟气中含有大量氮氧化物。爆破后过早进入爆破现场可引起炮烟中毒。

(2) 地下矿井的意外事故,如发生火灾时可产生氮氧化物。

(3) 采煤、掘进、运输等柴油机械设备工作时的尾气排放。

三、氮氧化物的危害

氮氧化物对人体的危害主要作用于深部呼吸道,遇呼吸道中的水分或水蒸气可形成硝酸,对肺组织产生强烈的刺激与腐蚀作用。其毒性主要取决于二氧化氮的含量。

(1) 刺激反应。有氮氧化物气体吸入史,仅有咳嗽、胸闷,无其他明显症状。

（2）轻度中毒。出现胸闷、咳嗽、咯痰等，可伴有轻度头晕、头痛、无力、心悸、恶心等症状。

（3）中度中毒。出现呼吸困难、胸部紧迫感、咳嗽加剧、咯痰或咯血丝痰，常伴有头晕、头痛、无力、心悸、恶心等症状。体征可有轻度紫绀。

（4）重度中毒。呼吸窘迫、咳嗽加剧，咯大量白色或粉红色泡沫痰，明显紫绀，甚至出现窒息或昏迷。

四、氮氧化物的防治

煤矿井下氮氧化物的防治主要采取以下措施：

（1）加强矿井通风监测。采用通风的方法将氮氧化物的浓度稀释到 0.000 25% 以下；至少每 3 个月监测一次氮氧化物浓度，煤层有自燃倾向的，根据需要随时监测。

（2）井下爆破必须采用取得煤矿矿用产品安全标志的煤矿许用炸药。爆破时应使用水炮泥，爆破后洒水喷雾。采掘工作面风量不足，严禁装药爆破。

（3）煤矿井下实施爆破后，局部通风机风筒出风口距工作面的距离不得大于 5 m，加强通风增加工作面的风量，及时排除炮烟。人员进入工作面作业前，必须把工作面的炮烟吹散稀释，并在工作面洒水。爆破时，人员必须撤到新鲜风流中，并在回风侧挂警戒牌。在火灾或爆炸烟气侵袭时，必须佩戴自救器。

五、氮氧化物中毒急救

氮氧化物的急救主要采取以下措施：

（1）迅速将病人移离中毒现场至空气新鲜处，松开衣领，保持呼吸道通畅，静卧、保暖、立即吸氧。

（2）对密切接触者需严密观察 24～72 小时，注意病情变化。

（3）发生肺水肿时应立即吸氧，氧气通过 50％ 的酒精吸入，以降低肺泡内的表面张力，使泡沫破裂，从而增加氧气和肺泡壁的接触。严重者可加压吸氧，但压力不宜过大，以免肺的压力过高引起纵隔气肿或气胸。同时采取适当体位，鼓励病人咳出痰液，并要协助患者排痰，必要时吸痰。并备好气管切开包，如分泌物过多，有严重梗阻时，应及时做气管切开。

【案例 5-3】　2008 年 8 月 17 日，某矿发生一起氮氧化物等有毒气体中毒事故，造成 7 人死亡，2 人严重中毒，66 人轻度中毒。

1. 事故概况

2008 年 8 月 17 日 20 时 10 分，某矿的 1 名仓库管理员在井下炸药库内违章吸烟，并将未熄灭的烟蒂丢在库内，导致明火引燃了库内存放的炸药和导火索。炸药在燃烧过程中产生的大量一氧化碳、氮氧化物等有毒气体顺着运输巷道、盲斜井扩散到作业面，使正在井下作业的 57 人中毒。其中 7 人中毒过重死亡，2 人严重中毒。在抢救中毒人员过程中，由于救援人员未佩戴个人防护用具，又有 18 人轻度中毒。

2. 事故原因

（1）仓库管理员违反规程有关规定，在井下炸药库内吸烟，并将未熄灭的烟蒂扔在库房内，从而引燃炸药。

（2）该炸药库的通风不符合有关规定，无独立的排风系统，致有毒烟雾被位于 3 号井的 75 kW 离心式风机吹经运输巷、盲斜井面至作业面。

（3）参加抢救的人员违反规定，未佩戴个人防护用具，扩大了事故。

3．事故预防

（1）煤矿企业必须建立入井检身制度，不得携带烟草等入井，不得携带矿灯进入井下爆炸材料库房内。

（2）《煤矿安全规程》规定，井下爆炸材料库必须有独立的通风系统，回风风流必须直接引入矿井的总回风巷或主要回风巷中。

（3）加强安全急救培训，救援人员在进入灾害现场开展救援时，必须佩戴合适的个人防护用具。

第五节　硫化氢中毒防治

一、硫化氢的性质

硫化氢是一种无色的气体，有臭鸡蛋气味，比空气重，在空气中易燃烧，极易溶于水，因此易积聚在低洼积水处和水沟中，有时可随水流至远离发生源处而引起意外中毒事故。

二、硫化氢的来源

煤矿井下硫化氢气体超标，主要原因是煤质含硫及硫化物浓度太高，通风条件差。硫化氢多滞留在煤矿坑道、底部。煤矿生产过程中硫化氢气体常见于以下几个方面：

（1）煤炭地质勘探过程中钻探打孔时，硫化氢气体可从煤及岩层内逸出。

（2）煤炭地下开采在爆破采煤、机械采煤、采煤运输、采煤装运、采煤支护、井下通风等岗位可能存在硫化氢气体。

（3）煤矿井下旧巷和老空区积水或矿井发生透水事故进行排水时，随着水位的下降，积存在被淹井巷中的硫化氢气体可能会大量涌出。

（4）煤矿井下残采,由于煤层厚度变化和赋存情况极不稳定,残采面通风困难,且残采阶段的矿井大多被采空区所覆盖,井下积水较多,因此,常出现较高浓度的硫化氢气体。

三、硫化氢的危害

硫化氢是一种刺激性、窒息性气体,毒性极强。其对人体的伤害主要表现如下:

（1）轻度中毒。多为眼及上呼吸道刺激症状,畏光、流泪、鼻和咽喉有灼热感、眼睛有刺痛、眼结膜充血、眼角膜水肿、视力模糊、流涕、咳嗽、胸闷、胸痛、咽痒,甚至出现头昏、头痛、乏力、呕吐、心悸、呼吸困难等症状。

（2）中度中毒。除上述症状外,还会出现剧烈头痛、头晕、恶心、心悸、运动失调、呼出气体有臭鸡蛋气味、呼吸困难、紫绀、肝肿大、黄疸等症状。

（3）重度中毒。出现意识模糊、躁动、昏迷、大小便失禁、肺水肿、全身肌肉痉挛或强直,最后可因呼吸麻痹而死亡。高浓度吸入时可使患者立即昏迷,甚至在数秒钟内猝死。

四、硫化氢的防治

硫化氢的防治主要采取以下措施:

（1）加强矿井通风监测。良好的通风措施是降低井下有害气体浓度的主要措施之一,确保井下空气中硫化氢浓度不超过最高允许浓度 0.000 66%。尤其排除井下积水时,须强制通风。

煤矿企业必须建立健全硫化氢气体监测制度,每月至少监测一次硫化氢的浓度。对于可能暴露于硫化氢气体的作业人员必须配备便携式硫化氢监测仪;在硫化氢易积聚的区域,应安装硫化氢监测报警器。

井下抽放老空巷时,当钻孔接近老空巷,预计可能有有害气体涌出时,必须检测硫化氢气体的浓度,如超过最高允许浓度时,必须立即停止钻进;切断电源,撤出人员。

排除井下积水以及恢复被淹井巷前,必须检测硫化氢浓度。排水过程中,有被水封住的硫化氢气体突然涌出的可能,必须制定安全措施。

(2)井下通风不良的地区或不通风的旧巷内,往往积聚大量的有害气体。因此,对井下的停止作业地点和危险区应挂警告牌或封闭。若要进入这些旧巷时必须先进行检查,当确认对人体无害时才能进入。当停工区内硫化氢浓度超过最高允许浓度不能立即处理时,必须在 24 小时内封闭完毕。

(3)如闻到有臭鸡蛋气味的气体时,应立即组织人员撤离,撤离时可用湿毛巾等捂住嘴鼻避毒。因为地势低处危险性比高处大,下风向的硫化氢浓度高,所以应采取沿高处行走、向上风向撤离等措施。

(4)进入硫化氢威胁区域的作业人员应配备防毒口罩、安全护目镜、防护面具和空气呼吸器等个人防护用品。

五、硫化氢中毒急救

发生硫化氢中毒时,应立即将病人移至新鲜空气中,脱去被污染的衣服,让病人静卧、保暖,保护呼吸道通畅,头后仰或侧卧。有昏迷者宜立即送医院用高压氧治疗。为预防肺水肿及脑水肿,应早期、足量、短程使用糖皮质激素。发现硫化氢中毒猝死时,应立即进行人工心肺复苏术,迅速建立有效的血液循环和呼吸,恢复全身血氧供应。

【案例 5-4】 某年,某乡镇煤矿发生了一起硫化氢中毒事故,造成1人死亡、1人重伤、1人轻伤。

1. 事故概况

某乡镇煤矿在一个老煤矿的下山开掘一个新煤矿,已采煤两年。某年某月某日,矿上发现煤层有水珠,估计系40年前老矿遗留下的龙涵将被挖通。矿上精选采煤经验丰富的技术员、安全检查员和副矿长3人组成排除故障抢险队,安排用小竹竿先凿一小孔放水,同时加大地面抽风,龙涵水排放后及时返回地面汇报。3人下井约1小时,通风工报告抽出的风有臭鸡蛋气味。医疗救护队认为有硫化氢中毒危险,立即奔赴现场,见龙涵掘口有1米宽左右,水已放尽,3人均倒在排除故障上方,唤之不应,随即将3人送出地面。经医院抢救,1人死亡,1人遗留有中枢神经系统和心血管损害,1人病情好转出院。

2. 事故原因

(1) 根据现场的情况和中毒病人的临床表现,可以肯定为急性硫化氢中毒。由于水从小孔外流,造成局部压力猛增,龙涵壁崩溃,局部的硫化氢浓度剧增,从而导致3人急性硫化氢中毒。

(2) 抢险队在排除井下积水时,未充分认识到可能存在的潜在危害,未携带有毒气体检测仪器,也未佩戴个人防护用品,致使在硫化氢大量溢出时,来不及逃生与自救。

3. 事故预防

(1) 煤矿企业应加强职业病防治培训,让从业人员了解各岗位中可能存在的职业病危害,采取相应的措施加以防护。

(2) 在抽放老空水时,必须加强检测,如检测到硫化氢浓度超过最高允许浓度时,必须停止钻进,撤出人员。

第六节　二氧化硫中毒防治

一、二氧化硫的性质

二氧化硫是无色气体,有强烈刺激性气味,易溶于水,吸湿性强,密度比空气大,易积聚在巷道底部。

二、二氧化硫的来源

煤矿井下二氧化硫的来源主要有以下几方面:

(1) 从煤(岩)层中逸出和矿井中泄出。

(2) 含硫煤(岩)层的氧化、自燃及矿尘爆炸。

(3) 采掘工作面的爆炸作业,特别是含硫较高的炸药。

三、二氧化硫的危害

二氧化硫是一种毒性很强的气体,通过呼吸道进入人体,进而引起伤害。其对人体的伤害主要表现如下:

(1) 急性中毒。

① 轻度中毒。表现为黏膜刺激性症状,出现流泪、眼结膜充血、流涕,声哑、胸闷、胸部压迫感、胸痛、咳嗽、咽喉干痒等。

② 中度中毒。除上述症状外,还有呼吸困难、头痛、乏力、头晕、恶心、呕吐等症状。

③ 重度中毒。表现为喉头水肿、痉挛、肺水肿、窒息、呼吸中枢麻痹、昏迷等症状,严重时会导致死亡。

(2) 慢性中毒。

慢性中毒主要表现为慢性结膜炎、慢性鼻炎、慢性咽喉炎、慢性支气管炎、味觉和嗅觉迟钝、皮肤干裂、易感冒和疲劳。

四、二氧化硫的防治

煤矿井下二氧化硫的防治主要采取以下措施：

(1) 加强通风监测。煤矿井下必须采取通风的方式，以稀释和排出二氧化硫，同时根据规定进行二氧化硫浓度的监测。《煤矿安全规程》规定：煤矿井下二氧化硫的浓度不得超过 0.000 5%。

(2) 在井下闻到有刺激性气味的气体时，应立即组织人员撤离，撤离时可用湿毛巾等捂住嘴鼻避毒。由于二氧化硫易积聚于巷道底部及低洼处，因此应采取沿高处行走、向上风向撤离等措施。

(3) 设置警戒。在不通风的旧巷口要设置棚栏，并挂上"禁止入内"的牌子。若要进入这些旧巷时必须先进行检查，当确认对人体无害后方可进入。

(4) 喷雾洒水。当工作面有二氧化硫放出时，可使用喷雾洒水的办法使其溶于水中。

(5) 进入二氧化硫威胁区域的作业人员应配备防毒口罩、安全护目镜、防毒面具和空气呼吸器等个人防护用品。

五、二氧化硫中毒急救

(1) 发生二氧化硫急性中毒时，应采取以下措施：

① 立即将病人移入新鲜空气中，宽松病人衣服，静卧、保暖、吸氧，呼吸停止者应进行人工呼吸。

② 用 2%～3%硫酸氢钠雾化吸入治疗，用生理盐水或清水彻底冲洗眼结膜，并滴抗生素眼药水。

③ 呼吸困难时可用氨茶碱加葡萄糖输液。

④ 吸入高浓度二氧化硫后，虽无客观体征，但有明显的刺激反应者，应观察 48 小时，并对症治疗。

⑤ 预防和治疗肺水肿。

(2) 慢性中毒的治疗主要是对症处理。

【案例 5-5】 2007 年,某矿发生一起二氧化硫和硫化氢中毒事故,造成 5 人死亡、9 人重伤。

1. 事故概况

2007 年某日上午 8:00,王某带领 6 名作业人员进入某独头巷道工作,其中王某等 3 人先进到作业点,其他 4 人随后跟进。后面 4 人到达后,发现王某等 3 人倒在地上,便向外大声呼救。邻近作业地点 8 人听到呼救后赶来救援,因气味太大人受不了,每次只能将 1 人拖 1~2 m 就要马上退出事故巷道休息。救援的 8 人中,只有 1 人因采用湿衣服蒙住脸救人而没有中毒,其余 7 人因未采取任何保护措施也先后中毒倒下。后来的救援人员都将衣服用水浸湿蒙住脸进入救人,方将中毒人员救出事故地点。经医院抢救,王某等 5 人因抢救无效死亡,其余 9 人均不同程度中毒。

2. 事故原因

(1) 根据现场检测结果,事故现场二氧化硫气体和硫化氢气体浓度严重超标,是一起典型的急性中毒事故。

(2) 事故巷道是一条独头巷道,事故地点 2.1 kW 离心风机吹循环风,有毒有害气体无法排走。

(3) 王某等人违反安全规程等规定,在无任何安全保障措施的情况下,违规、冒险进入独头巷道内作业,导致事故发生。

(4) 救援人员救援时,未采取必要的保护措施而盲目进入救援,导致了事故的进一步扩大。

3. 事故预防

为避免类似事故发生,应采取以下措施:

（1）加强对从业人员的安全教育和救护培训，让从业人员了解作业场所的危险因素和事故预兆，掌握自救互救知识，防止遇险时盲目施救。

（2）加强通风管理，完善通风系统，对所有通风不良的、废弃的坑道进行密闭，严防人员进入。

（3）严格遵守操作规程，严禁违章作业。在进入类似深井、封闭巷道等作业前，必须先行充分通风，同时佩戴防毒口罩、安全护目镜、防护面具和空气呼吸器等防护用品。

📌 思 考 题

1. 煤矿常见有毒气体有哪些？
2. 一氧化碳的危害和中毒急救措施有哪些？
3. 二氧化碳的危害和中毒急救措施有哪些？
4. 氮氧化物的危害和中毒急救措施有哪些？
5. 硫化氢的危害和中毒急救措施有哪些？
6. 二氧化硫的危害和中毒急救措施有哪些？

第六章
煤矿噪声和振动危害防治

第一节 煤矿噪声危害防治

我国生产性噪声暴露人群中噪声聋的患病率在14％左右,煤矿工人中噪声聋的患病率也较高,尤其是洗煤厂噪声危害更大。有研究者调查了590名煤矿井下掘进工作面和采煤工作面直接使用电煤钻、风钻、采煤机等设备的工人和采掘工作面的爆破工,共检出听力损伤(以高频听力损伤为主)192人,检出率为32.54％。

一、噪声概述

噪声是人心理上认为不需要的,使人厌烦的,起干扰作用的声音。在生产中,由于机器转动、气体排放、工件撞击与摩擦所产生的噪声,称为生产性噪声或工业噪声。工人在有噪声源的工作地点从事生产劳动的作业叫做噪声作业。

人们通常用声级计测量声强的大小,数值单位为分贝,一般用dB(A)表示。正常人刚能听到的最小声音叫做听阈,为0 dB(A);人耳开始感觉到疼痛的声音叫做痛阈,为120 dB(A)。叶子掉落到地上产生的声音是10 dB(A),人们轻声耳语时为30 dB(A),一般交谈时为60 dB(A),大声吵嚷时为80～90 dB(A)。噪声超过

120 dB(A)(如气锤发出的噪声),就会对耳朵产生致命损伤。

二、噪声对健康的危害

噪声对人体的危害是多方面的,会带来多方面的问题。

1. 听力损伤

噪声对听觉系统的损害,一般经历从生理变化到病理改变的过程。短时间暴露在噪声下,会出现以听力减弱、听觉敏感性下降为症状的听觉疲劳,经过一定时间逐渐演变为听力损伤和噪声性耳聋。

噪声在 80 dB(A)以下,对听力的损害很小;噪声在 80 dB(A)以上,对听力有不同程度的影响;噪声在 95 dB(A)以上,对听力损害的发生率逐渐升高;140 dB(A)的噪声,在短时间内即可造成人永久性听力损伤;150 dB(A)的噪声,会使听觉器官发生急性外伤(耳膜破裂),造成双耳完全失聪,且噪声性耳聋不能治愈。

噪声性耳聋是法定职业病,但由噪声引起的其他疾病尚未被列入职业病目录。

2. 引起各种病症

长时间接触噪声,除引起听力损伤外,还可引发消化不良、食欲不振、恶心、呕吐、头痛、心跳加快、血压升高、失眠等全身性病症。

3. 爆炸性耳聋

地震法物探、爆破或其他突然发生的巨响,可产生强大的噪声,一般大于 140 dB(A),加上强烈爆炸冲击波的影响,造成急性听觉系统的严重损伤而丧失听力,称为爆炸性耳聋。检查可发现听力严重障碍甚至全聋,鼓膜破裂,听骨链损伤,鼓室、内耳出血。患者可有耳鸣、头痛、眩晕、恶心、呕吐等症状。经积极治疗,患者听力可部分恢复,严重的可致永久性耳聋。

4. 对工作效率的影响

在噪声环境下,语言的清晰度会降低,对日常谈话、工作交流等带来影响。当噪声达到 65 dB(A)以上,即可干扰普通谈话;当噪声达到 90 dB(A),人们即使大声喊叫也不易听清。在噪声干扰下,人们容易感到烦躁,注意力不能集中,反应迟钝,不仅降低工作效率,而且影响工作质量。强烈噪声还可导致某些机器、设备、仪表精度的下降,甚至引起建筑物的损坏。在某些特殊场合,强烈的噪声可掩盖警报声,引起设备损坏或人员伤亡事故。

三、煤矿噪声源和暴露工种

井下作业中使用的风动凿岩机、风镐、通风机、煤电钻、乳化液机、采煤机、掘进机、胶带输送机等,是常见的噪声源,此外,空气压缩机、提升机、水泵、刮板输送机、装岩机也是主要噪声源。

井下噪声的特点是强度大、声级高、声源多、干扰时间长、反射能力强、衰减慢等。如风动凿岩机噪声强度可达 105～117 dB(A),气动凿岩机可达 120 dB(A)以上,刮板输送机可达 92～95 dB(A)。按作业点分,掘进作业点的噪声强度最大,一般都在 100 dB(A)以上,远高于国家卫生标准即 85 dB(A),采煤和其他作业点噪声强度稍低些。

暴露工种有:掘进工、采煤工、锚喷工、注浆注水工、辅助工、维修工、水泵工等。

四、煤矿作业场所噪声危害的判定标准

《煤矿作业场所职业危害防治规定(试行)》规定了煤矿作业场所噪声危害判定标准:煤矿作业场所从业人员每天连续接触噪声时间达到或者超过 8 小时的,噪声声级限值为 85 dB(A);每天接

触噪声时间不足 8 小时的,可根据实际接触噪声的时间,按照接触噪声时间减半、噪声声级限值增加 3 dB(A)的原则确定其声级限值,最高不得超过 115 dB(A)。

五、煤矿噪声的监测

《煤矿安全规程》规定:作业场所的噪声,不应超过 85 dB(A)。大于 85 dB(A)时,需配备个人防护用品;大于或等于 90 dB(A)时,还应采取降低作业场所噪声的措施。

《煤矿作业场所职业危害防治规定(试行)》规定:煤矿作业场所噪声每年至少监测 1 次。煤矿作业场所噪声的监测地点主要包括:风动凿岩机、风镐、局部通风机、煤电钻、乳化液机、采煤机、掘进机、带式输送机、运输车等地点。在每个监测地点选择 3 个测点,取平均值。

六、煤矿噪声的防护

控制噪声危害要从控制噪声源、控制噪声传播和减少作业人员噪声暴露三方面采取措施。

1. 消除、控制噪声源

消除、控制噪声源是噪声危害控制最积极、最彻底、最有效的根本措施。在设备采购上,要考虑设备的低噪声、低振动。通过改进机械设备的结构原理,改变加工工艺的方法,提高机器的精密度,减少摩擦和撞击,提高装配质量以实现对声源的控制,使强噪声变为弱噪声。

国外已研制成功有源减噪系统,并根据有源噪声控制技术制成有源护耳器。有源噪声控制技术,是用一个新声源产生一个与原声源相位相反、振幅相等的声音,以抵消原声源。这一声抵消技术在噪声控制领域正在广泛应用,其不足之处是费用较高。

2. 控制噪声的传播

在噪声传播过程中,采用吸声、隔声、消声、减振的材料和装置,阻断和屏蔽噪声的传播,或使声波传播的能量随距离而衰减。

3. 管理控制

另外,管理上可采取一些措施,如把噪声源移出作业区或者转动机器的方向,减少作业人员在高噪声环境下的暴露时间等。对在就业前体检和定期体检中发现有明显的听觉器官疾病、心血管病、神经系统器质性疾病者,不得安排从事接触强烈噪声的工作。

4. 个体防护

在上述措施均未达到预期效果时,应对工人进行个体防护,这是防护噪声的最后一道防线。如采用降声棉耳塞、防声耳塞或佩戴耳罩、头盔等防噪用品(图 6-1)。有时也可在噪声强烈的工作场所内建立一个局部安静环境——隔声间,供工人们休息或控制仪表。另外,可轮换作业,限制工人在高噪声环境工作的时间。

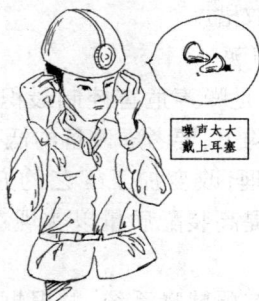

图 6-1

接触噪声作业的工人应定期重点检查听力,对出现听力下降者加以治疗观察,重者应调离噪声作业。休息时,应离开噪声环境,减少接触噪声的时间,可减轻噪声对人体的伤害。

职业性噪声耳聋或爆振耳聋患者应脱离噪声环境,按照《劳动能力鉴定 职工工伤与职业病致残等级》(GB/T 16180—2006)进行劳动能力鉴定。

七、煤矿生产主要环节的噪声控制

《煤矿作业场所职业危害防治规定(试行)》规定:井工矿在通风机房室内墙壁、屋面敷设吸声体;在压风机房设备进气口安装消声器,室内表面做吸声处理;对主井绞车房内表面进行吸声处理,局部设置隔声屏;在巷道掘进中应使用液动凿岩机或凿岩台车;在采煤工作面应使用双边链条刮板输送机等措施控制噪声。

(一)通风系统噪声的控制

1. 电机噪声控制

电机噪声控制宜采用隔声措施,有以下几种可行的治理方案:

(1)安装全封闭固定式隔声罩。隔声罩采用钢板与吸声材料复合结构,罩壁设置进、出风消声器及观察窗,用低噪声风机强制通风散热。该方案的优点是隔声效果好,不影响电机正常运行,但占用固定场地,不便于电机检修,投资过高。

(2)安装局部固定式罩。电机轴向靠墙一端敞开,敞开一侧对应墙面上做局部吸声处理,吸收部分混响声。该方案的优点是不影响风机运行,利于电机通风散热,便于检修,但降噪效果稍差,投资较高。

(3)安装固定式隔声屏。在距离电机较近的一侧墙面上铺设足够大面积的吸声材料;其余三侧建一适当高度的 U 形隔声屏,隔声屏做成遮檐式。该方案的优点是不影响风机运行,利于电机通风散热,便于维修,工程投资低,但占用固定场地,隔声效果较差。

(4) 安装组合式隔声屏。在电机上方设吸声吊顶,与风机相连一侧安装固定隔声屏;其余三侧设置活动式隔声屏,隔声屏下面安装万向轮。该方案的优点是使用灵活,不占用固定场地,拼装单元组装方便,不影响电机运行,投资一般,但降噪效果稍差。

(5) 将电机房进行隔声处理。对室内混响不强的机房,安装空间吸声体,对门窗做简单隔声处理;对室内混响较强的机房,安装空间吸声体,加强隔声门、隔声窗。该方案的优点是隔声效果明显,能彻底消除机房噪声对环境的影响,但施工难度大,投资过高。

2. 风机噪声控制

(1) 风机房

风机房应独立设置,风机通过扩散筒与风道贯通。针对机壳及扩散筒所处位置以及噪声辐射特性,可采取隔声措施。机壳噪声控制有以下几种方案:

① 风机及扩散筒安装软质可折叠式隔声罩,将吸声材料制成锥状,朝向声源侧采用粗麻布,背向声源侧采用防雨帆布或人造皮革,中间填充吸声材料,覆盖于机壳和扩散筒表面。该方案的优点是省工省料,能满足降噪要求,但不便于检修,使用寿命短。

② 风机房与扩散筒分别设置隔声间,机房安装隔声门窗,扩散筒周围砌筑砖墙,顶部采用活动式钢筋混凝土预制板覆盖,并做密封处理,构成封闭式隔声间。该方案的优点是降噪效果显著,检修方便,施工简单,但土建工程量大,投资过高。

③ 风机房做隔声间处理,安装隔声门窗,扩散筒安装钢板与吸声材料复合结构的隔声罩。该方案的优点是降噪效果好,检修

方便,但投资过高。

④ 风机房安装空间吸声体,扩散筒两侧设置砖混结构隔声屏。该方案的优点是施工简单,投资省,但降噪效果差。

(2) 局部通风机

局部通风机的噪声控制主要采取以下措施:

① 合理选择低噪声的风机。

② 尽量把局部通风机安装在远离人员作业区。

③ 使用消声器。消声器是阻止声音传播而允许气流通过的一种器件,在通风机进、出气口管道上安装消声器可以大幅度降低风机噪声。矿井局部通风机所使用的消声器主要使用内附具有消声功能的矿物纤维材料。

3. 风动工具噪声控制

煤矿井下常见的风动设备有凿岩机、风镐和风钻等,其噪声源主要是排气噪声和设备振动噪声,其主要控制措施如下:

① 选用低噪声的风动工具。

② 在风动设备排气口安装消声器,以控制排气噪声。

③ 安装减振装置,以减少风动工具各部件相对运动时的冲击。

4. 控制噪声传播的措施

掘进工作面端头气动掘进机产生的噪声不仅直接传入人耳,而且会通过岩壁反射在空气中传播,在部分区域又产生叠加效应;加之空气中含有的大量岩尘会增加空气容重,从而提高噪声的传播能力。因此,应采取以下技术措施来控制噪声传播:

① 采用湿式打眼,降低空气中的岩尘。

② 在打眼前向工作面端头 3～5 m 内的围岩上喷射吸声材料

来吸收声能。

（二）采煤工作面噪声的控制

采煤工作面的主要噪声源是刮板输送机和采煤机。

刮板输送机的噪声主要来源于传动齿轮箱，在输送机中部，噪声起源于溜槽接头处与刮板的碰撞，当刮板输送机在运煤时，这种碰撞能大为缓解。空载时噪声随运行部件重量和速度的增加以及溜槽结合的不正和不平的增加而增加。因此，要想减弱刮板输送机的噪声，应尽量避免其空载运行。在保持一定的运输能力情况下，应选用最轻的链条和刮板，尤其是选用双边链条，链速应与适当的给煤量保持最低程度的稳定性。

采煤机的噪声是采矿机械防噪最难以解决的问题之一。实验研究表明，噪声强度随截齿速度加大和截深增加而增加，而且与功率有关。长壁工作面的大型面冲击刃型截齿的噪声强度最小，在具备宽齿距、大截齿和滚筒转速慢的条件下，有助于采煤和降低噪声。

（1）控制噪声源

减少机器设备本身的振动是控制噪声源的根本措施，如选择低噪声的设备，在设计上，通过减少激振力、隔离或阻止机械振动或改变零件结构以避免共振，通过优化传动方式，减少机械摩擦以控制噪声；在制造上，不断提高设备的加工精度和安装工艺水平来控制噪声；加强零部件保养，及时更换受损零件，不让零部件松动以减少噪声。

（2）控制噪声传播

控制噪声源可有效地降低噪声污染，在设备上安装隔声罩以隔噪；在机器下面垫以减振的弹性材料以减振；利用某些胶状材料刷到机器的表面以增加材料的内摩擦,消耗机器板面振动的能量以减振。

八、噪声个体防护用品

1. 防噪用品的种类

防噪声用品主要包括耳塞、耳罩、防噪声帽等各种护耳器,最常见的是耳塞和耳罩。

(1) 耳塞

耳塞是插入外耳道内或置于外耳道口处的护耳器。耳塞结构简单、形状小、重量轻、携带方便,使用时直接插入耳道。只要正确使用,耳塞可获得较好的声音衰减效果,有的还有语言传递功能。

成品的耳塞与人耳的适应性较差,因而戴起来不舒服,隔声效果也较差。为克服这一缺点,研究者研制了两种新耳塞:液态滴入、按耳道性状固化的硅橡胶耳塞;捏小后不马上恢复形状的 JT 型泡沫塑料耳塞。它们具有携带存放方便、降噪效果好的优点,并且能适合不同人的耳道,佩戴时感觉舒适。

(2) 耳罩

耳罩是指能遮盖耳道并紧贴耳廓的护耳器,结构较为复杂,隔声效果较耳塞好,平均隔声值在 20 dB(A)以上,有的 A 级隔声值在 30 dB(A)以上。对于高噪声和 A 声级在 100 dB(A)的高频噪声,应佩戴耳罩。工业上用的防噪声耳罩由塑料壳、密封垫圈、内衬吸声材料和弓架四部分组成,只有当此四部分都设计选材适当,才能获得较好或理想的效果。

(3) 防噪声帽

防噪声帽(盔)是保护听觉和头部不受损伤的防护用品,有软式和硬式之分。软式防噪声帽(盔)是由人造草帽和耳罩组成,耳罩固定在帽的两边,其优点是可以减少噪声通过颅骨传导引起的内耳损伤,对头部有防振和保护作用,隔声性与耳罩相同;硬式防噪声帽(盔)是由钢壳和内衬吸声材料组成的,用泡沫橡胶垫使耳边密封。使用时可与通话耳机同时使用,只有在高噪声条件下,才将帽(盔)和耳塞连用。

一个好的听力保护用品,无论是耳塞还是耳罩都应具备以下特点:① 与耳部的密合要好;② 能有效地过滤噪声;③ 佩戴时感觉舒适;④ 使用简便;⑤ 与其他防护用品如安全帽、口罩、头套等能良好地配合使用。

2. 防噪声用品的选用与使用

控制和预防噪声的危害,首先应从消除和控制噪声源和在噪声传播途径上降低噪声强度入手。对于从声源及传播途径上无法消除或控制的噪声,则需要在噪声接收点进行个体防护,常用的个体防护办法是在耳孔里塞上防声棉或佩戴防噪耳塞、头盔等防噪声护具。此外,应根据噪声声级选用适宜的护耳器,选用护耳器应注意:耳塞分有不同型号,使用人员应根据自己耳道大小配用;防噪声帽也按大小分号,戴用人员应根据自己头型选用。

在使用护耳器时,一定要使之与耳道(耳塞类)、耳廓外沿(耳塞类)密合紧贴,方能起到较好的防护效果。在佩戴耳塞或耳罩时,应针对不同防护用品,恰当选择,合理使用。

(1) 耳塞的使用

佩戴耳塞应注意以下有关事项:

① 各种耳塞在插戴时,要先将耳廓向上提拉,使耳中腔呈平直状态,然后手持耳塞柄,将耳塞帽体部分轻轻推向耳道内,并尽可能地将耳塞体与耳中腔相贴合。但不要用劲过猛过急或插得太

深，以自我感觉适度为止。

②戴后感到隔声不良时，可将耳塞缓慢转动，至调整到效果最佳为止。如果经反复调整效果仍不佳时，考虑改用其他型号、规格的耳塞并反复试用，最后选择合适的。

③佩戴泡沫塑料耳塞时，应将圆柱体搓成锥形体后再塞入耳道，让塞体自行回弹，充塞满耳道。

④佩戴硅橡胶自行成形的耳塞，应分清左右塞，不能弄错；插入外耳道时，要稍作转动放正位置，使之紧贴耳中腔内。

（2）耳罩的使用

佩戴耳罩应注意以下相关事项：

①使用耳罩时，应先检查罩壳有无裂纹和漏气现象，佩戴时应注意罩壳的方位，顺着耳廓的形状最好。

②将连接弓架放在头顶适当位置，尽量使耳罩软垫圈与周围皮肤相互密合。如不合适时，应稍稍移动耳罩或弓架，调整到合适位置为止。

无论是戴耳塞还是耳罩，均应在进入有噪声作业点前戴好，工作中不得随意摘下，以免伤害鼓膜。如需摘下耳塞、耳罩，最好在休息时或离开噪声源后，到安静处再摘掉，使听觉逐渐恢复。

防噪声护耳器的防护效果，不仅取决于用品本身的质量好坏，还有赖于正确掌握使用方法，并养成坚持使用的习惯，才能收到实际效果。

护耳器使用后应存放在专用盒内，以免挤压、受热而变形。用后需要肥皂、清水清洗干净，晾干后再收藏。橡胶制的耳塞要撒滑石粉，然后存放，以免变形。

【案例6-1】　为保证职工的身心健康，翟镇煤矿依据《职业病防治法》，认真做好煤矿职业病的预防工作，每年矿都拿出50多万元，作为特殊工种健康查体的专项资金。本着'提早检查、提前预防、及时治疗'的原则，如果职工检查出病情，矿将承担一切医疗费用。

翟镇煤矿在做好职工职业病防治的同时，也注重对噪声源的治理工作。该矿在重点生产岗位悬挂职业病危害警示标志牌板，对老化的矿山设备进行改造升级，减轻噪声污染。翟镇煤矿先后投资78万元，对南风井进行治理。对南风井机房噪声、机壳处噪声、扩散器出口处噪声分别进行了技术改造；将原风机更换成新的轴流式风机，并设计安装了吸声和隔声结构，安装6个隔声门，4个隔声窗，机房天花板悬挂空间吸声顶125 m²，墙面贴共振吸声体200 m²，消除了机房的混响噪声。治理后的南风井机房值班室内噪声由75 dB(A)降低至54.1 dB(A)，保障了职工的身心健康。

翟镇煤矿还开展了噪声治理专项活动。集中对原煤动筛车间、洗选厂精煤筛车间、主副井、矸石山绞车房、井下风机、泵房等场所进行设备改造和噪声源的治理，在各岗位修建了标准的隔音室；由矿工会牵头定期到井下和生产区队，对职工的劳动保护用品进行专项检查。

第二节　煤矿振动危害防治

一、振动的概念与分类

振动是指物体在外力作用下，以中心位置为基准呈往复振荡的现象。物体离中心位置的最大距离为振幅。单位时间内振动的次数称为频率，它是评价振动对人体健康影响的常用基本参数，单位为赫兹(Hz),每秒钟完成一次全振动为 1 Hz。

根据对人体的影响将振动分为全身振动和局部振动。

(1) 全身振动

振动向身体传导时,一般是从支持身体的部位与振动体表面接触传入,如地面振动时可从站立者两足传入,坐着时振动由臀部或下肢传入,这种能传到全身的振动被称为全身振动。接触全身振动作业的主要是振动机械的操作工,如震源车的震源工、车载钻机的操作工、钻井发电机房内的发电工、拖拉机手等。

(2) 局部振动

工人手持振动工具,在操作中工具的振动传到手、臂甚至肩,这种只能传到局部的振动称为局部振动或手传振动。局部振动作业主要是使用振动工具的各工种,如锻工、钻孔工、捣固工、研磨工及使用电锯、电刨作业的工种。

二、振动对健康的危害

适宜的振动有益于身心健康,但在生产条件下,作业人员暴露振动的强度大、时间长,对机体可以产生不良影响,甚至引起疾病。

1. **全身振动对机体的影响**

全身振动使人感觉不舒适,产生疲劳、头晕、焦虑、嗜睡等。接触强烈的全身振动可能导致内脏器官的损伤或位移,周围神经和血管功能的改变,可造成各种类型的组织或生物化学的改变,导致组织营养不良,如足部疼痛、下肢疲劳、皮肤温度降低等。振动加速度还可使人出现前庭功能障碍,导致内耳调节平衡功能失调,出现脸色苍白、恶心、呕吐、出冷汗、头疼头晕、呼吸浅表、心率和血压降低等症状。

晕车晕船即属于全身振动性疾病。全身振动还可造成腰椎损伤等运动系统的不良影响。

2. 局部振动对机体的影响

局部振动是由手传递的振动,由于工作状态不同,振动可传递给一侧或双侧手臂,有时可传到肩部,长期持续使用振动工具能引起末梢循环、末梢神经和关节肌肉运动系统的障碍,严重时可患局部振动病。

3. 手臂振动病

手臂振动病是法定职业病,主要是由于局部肢体(主要是手)长期接触强烈振动而引起的。长期受低频、大振幅的振动时,由于振动加速度的作用,可使植物神经功能紊乱,引起皮肤外周血管循环改变,久而久之,可出现一系列病理改变。早期可出现肢端感觉异常、振动感觉减退。前期手部症状为手麻、手疼、手胀、手凉、手掌多汗、手疼,多在夜间发生;其次为手僵、手颤、手无力,多在工作后发生,手指遇冷即出现缺血发白,严重时血管痉挛明显。X 片可见骨及关节改变。如下肢接触振动,以上症状出现在下肢。

手臂振动病的典型表现是振动性白指,也是诊断本病的主要临床依据。振动性白指又称职业性雷诺现象,一般在受冷后,患指出现麻、胀、痛,并由灰白变苍白,由远端向近端发展,界限分明,可持续数分钟至数十分钟,再逐渐由苍白变潮红,恢复至常色。白指常见的部位是食指、中指和无名指的远端指节,严重者可累及近端指节,以至全手指变白,故有"死指"、"死手"之称。足趾阵发性变白的病例也有报道。振动的频率、振幅和加速度是振动作用于人体的主要因素,加速度增大,可使白指病增多。

三、煤矿作业中的振动源

煤矿作业中的振动主要来源于振动工具,常用的振动工具有以下几类：

（1）活塞式捶打工具，多以压缩空气为动力，如凿岩机、气锤、风铲机、捣固机和铆钉机等。

（2）固定轮转工具，多为固定装置，工人通过操作被加工的物体而暴露于振动，如砂轮机、抛光机、电锯、各种固定式研磨机等。

（3）手持转动工具，以压缩空气、电动机或引擎为动力，如手持研磨机、风钻、电钻、手摇钻、喷砂机、钻孔机、链锯（油锯）、金刚砂磨轮、清洁机、振动破碎机等。

采矿、运输过程中使用的大型设备如钻机、斗容电铲、载重自卸车推土机、破碎机，以及胶带运输过程中的转载站和驱动站，这些机械和设备在运转过程中都会产生程度不同的振动。

四、煤矿振动的控制

对振动危害的控制主要有以下措施（图6-2）：

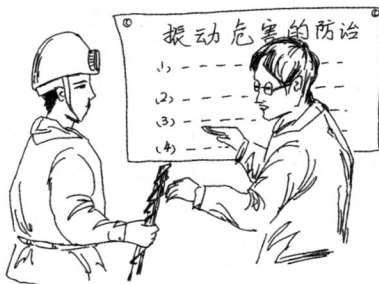

图 6-2

1. 控制振动源

防止振动危害的最根本措施是控制振动源，可改革工艺过程，采取技术革新,通过减振、隔振等措施,减轻或消除振动源的振动。如用油压机或水压机代替气锤,以电焊代替铆接;在设备上设置动平衡装置,安装减振支架、减振手柄、减振垫层、阻尼层,减轻手持振动工具的质量;将振动设备的基础与基础支撑之间用减振材料(如橡胶、软木、泡沫乳胶等)、减振器(金属弹簧、橡胶减振器和减振垫等)隔振,减少振源的振动输出。

2. 限制作业时间和降低振动强度

减少手部和肢体直接暴露振动的机会,减少暴露振动的时间,可有效保护工人的健康。

3. 改善作业环境

低温会加剧振动伤害,因此应加强振动作业过程或作业环境中的防寒、保温措施,特别是北方寒冷季节的室外作业,必须有必要的防寒和保温设施。振动工具的手柄温度如能保持在体温左右,对预防振动性白指的发生和发作具有较好的效果。控制作业环境中的噪声、毒物、湿度能够从一定程度上减轻振动危害。

4. 加强工人防护

合理配备和使用个人防护用品如减振手套、减振鞋、减振座椅等,能降低振动危害的程度,其中最重要的是防止手指受冷。

5. 加强健康监护

工人应按规定进行就业前和定期的健康体检,对振动疾病早发现早治疗。

五、振动病的治疗处理

(1)根据病情进行综合性治疗。应用扩张血管及营养神经的药物治疗,中医药治疗并可结合采用物理疗法、运动疗法等。必要时进行外科治疗。

（2）加强个人防护，注意手部和全身保暖。

（3）观察对象一般不需调离振动作业，但应每年复查一次，密切观察病情变化；轻度手臂振动病调离接触手传振动的作业，进行适当治疗，并根据情况安排其他工作；中度手臂振动病和重度手臂振动病必须调离振动作业，积极进行治疗。

【案例6-2】　李某，某矿汽车司机，驾龄十五年。每当他离开驾驶座后，都会感到浑身一阵阵的疼痛。经检查，他患有严重的振动病，手指就算离开了方向盘，仍会不由自主地乱动，还有高血压、胃溃疡、腰椎间盘突出、颈椎病等疾病。

【案例6-3】　2004年，新疆某煤矿对手臂振动病进行调查，对比检查245名从事风动工具作业的工人（接振组）和258名不使用风动工具的井下作业工人（对照组）。结果发现接振组的手僵、手痛、手颤、手无力、手麻等手部症状明显高于对照组；心电图改变高于对照组，尤其以窦性心动过缓明显；水复温试验、痛觉检查异常明显高于对照组。调查结论显示，接振作业的工人以手部症状明显，长期接触风动工具的工人末梢循环、末梢神经障碍发生明显。

📌 思 考 题

1. 噪声对健康的危害有哪些？
2. 煤矿噪声的监测有哪些规定？
3. 噪声个体防护用品有哪些？
4. 振动对健康的危害有哪些？
5. 煤矿作业中常见振动源有哪些？
6. 如何治疗处理振动痛？

第七章
煤矿高温危害防治

一、高温与高温作业的概念

根据环境温度及其和人体热平衡之间的关系,通常把 35 ℃以上的生活环境和 32 ℃以上的生产劳动环境称为高温环境。而在湿度较高(相对湿度 80%以上)的工作场所,温度在 30 ℃以上即被视为高温环境。

在高气温或同时存在高湿度或强热辐射的不良气候条件下进行的生产劳动,统称为高温作业。按气候条件特点,高温作业可以分为:

(1)高温强热辐射作业:即在作业环境中存在高气温、强热辐射,而湿度较低。多数高温作业均属于这种类型,如冶金工业的炼焦、炼铁、炼钢作业,机械工业中的铸造、轧钢、热处理作业等。

(2)高温、高湿作业:即在作业环境中气温和湿度都很高,而热辐射不强烈。井工煤矿中,因地热、煤层产热、空气的压缩热以及水分的蒸发,因而作业环境属于高温、高湿环境。

【案例 7-1】 平顶山矿区属于地热背景高热流区,大地热流密度高,全区平均为 1.7 个热流单位;地温梯度平均达到 3.2~3.5 ℃/100 m。随着矿井生产强度的加大和开采水平的延深,地温随之升高,导致采掘工作面的温度越来越高。全公司各矿井的统计资料显示,已形成热害(超过《煤矿安全规程》规定的 26 ℃)的采掘工作面占工作面总数的 47.2%,其中工作面风温超过 30 ℃的达到 20%。平煤四矿丁九采区热害更为严重,曾发生过中暑晕倒人的事故。

二、高温作业对健康的危害

高温可使作业人员感到热、头晕、心慌、烦、渴、无力、疲倦等不适感,情况严重时,就会导致中暑。中暑是受热作业而发生的一种急性疾病的统称,是我国法定职业病。

实际中,常按临床表现将中暑分为先兆中暑、轻症中暑和重症中暑三种。

(1)先兆中暑。指在高温作业场所劳动过程中,作业人员有轻微头晕、头疼、眼花、耳鸣、心悸、恶心、四肢无力、注意力不集中、动作不协调等症状,体温正常或略有升高,但尚能勉强支持工作。如能及时离开高温环境,经休息短时间内症状可消失。

(2)轻症中暑。除先兆中暑的症状外,还有面色潮红、皮肤灼热、体温升高至 38 ℃以上,也可伴有恶心、呕吐、面色苍白、脉率增快、血压下降、皮肤湿冷等早期周围循环衰竭表现。作业人员脱离高温环境,经短时间休息,症状可在四五小时内消失,并能恢复工作。

(3)重症中暑。除以上症状外,还有热痉挛、腹痛、高热昏厥、昏迷、虚脱或休克表现。

三、煤矿高温的监测

《煤矿作业场所职业危害防治规定(试行)》规定:进行高温监测时,作业场所无生产性热源的,选择 3 个测点,取平均值;存在生产性热源的,选择 3～5 个测点,取平均值。作业场所被隔离为不同热源环境或通风环境的,每个区域内设置 2 个测点,取平均值。常年从事高温作业的,选择在夏季最热月测量;不定期接触高温作业的,选择在工期内最热月测量;作业环境热源稳定时,每天测 3 次,工作班开始后及结束前0.5 h 分别测 1 次,工作班中间测 1 次,取平均值。

测定空气温度的常用仪表有液体温度计、热电偶和半导体数字温度计等,湿度测量仪表有通风干湿表、电湿度计等。

四、煤矿高温的控制

《煤矿作业场所职业危害防治规定(试行)》规定:煤矿生产矿井采掘工作面的空气温度不得超过 26 ℃,机电设备硐室的空气温度不得超过 30 ℃;当空气温度超过上述要求时,必须缩短超温地点工作人员的工作时间,并给予高温保健待遇。采掘工作面的空气温度超过 30 ℃、机电设备硐室的空气温度超过 34 ℃时,必须停止作业。

造成矿井高温热害的主要因素有地热、采掘用机电设备运转放热,运输中的矿物和矸石放热以及风流压缩放热等。随着煤矿生产机械化程度的提高和开采深度的增加,加之通风不良,矿井高温高湿等热害问题愈来愈突出,热害已经成为矿井自然灾害之一。

矿井热害的防治技术措施主要包括通风降温、矿内冰冷降温和矿内空调的应用等。

1. 通风降温

《煤矿作业场所职业危害防治规定(试行)》规定:应当实行通风降温,采取减少风阻、防止漏风、增加风机能力、加强通风管理等措施保证风量,并采用分区式开拓方式缩短入风线路长度,降低到达工作面风流的温度。

(1) 合理的通风方式

按照矿井地质条件、开拓方式等选择进风路最短的通风系统，可减少风流温升。在一般情况下，对角式通风系统的降温效果要比中央式的好。

(2) 改善通风条件

增加风量，提高风速，可以使巷道壁对空气的对流散热量增加，风流带走的热量随之增加，而单位体积的空气吸收的热量随之减少，使气温下降。与此同时，巷道围岩的冷却圈形成速度又得到加快，有利于气温缓慢升高。此外，适当加大工作面的风速，还有利于人体对流散热。

在可能的条件下，可以采用采煤工作面下行风流，使工作面运煤方向和风流方向相同以及缩短工作面的进风路线等措施。实践证明，采用这些措施，有利于降低工作面的气温。

另外，采煤工作面的通风方式也影响气温。在相同的地质条件下，由于 W 形通风方式比 U 形和 Y 形能增加工作面的风量，所以降温效果较好。

(3) 调热巷道通风

利用调热巷道通风一般有两种方式：一种是在冬季将低于 0 ℃的空气由专用进风道通过浅水平巷道调热后再进入正式进风系统。在专用风道中应尽量使巷道围岩形成强冷却圈，若断面许可还可洒水结冰，储存冷量。当风温向零度回升时，即予关闭，待到夏季再启动。另一种方式是利用开在恒温带里的浅风巷做调温巷道。

(4) 其他通风降温措施

采用下行风对降低采煤工作面的气温有比较明显的作用。

对于发热量较大的机电硐室,应有独立的回风路线,以便把机电设备产生的热量直接导入采区的回风流中。

在局部地点使用水力引射器或压缩空气引射器,或使用小型局部通风机,以增加该点风速也可起到降温的作用。向风流喷洒低于空气湿球温度的冷水也可降低气温。

2. 矿内冰冷降温

矿井降温系统一般分为冰冷降温系统和空调制冷降温系统,其中,空调制冷降温系统为水冷却系统。所谓冰冷降温系统,就是利用地面制冰厂制取的粒状冰或泥状冰,通过风力或水力输送至井下的融冰装置,在融冰装置内,冰与井下空调回水直接换热,使空调回水的温度降低。

3. 矿内空调的应用

局部热害严重的工作面应采用移动式制冷机组进行局部降温;非空调措施无法达到作业环境标准温度的,应采用空调降温。

【案例 7-2】 新郑煤电公司位于新郑市辛店镇境内,设计生产能力 300 万吨/年,服务年限 53.3 年。该矿区气候为大陆性气候,7 月气温最高,平均温度 27.3 ℃,尤以 7、8、9 月气候潮湿和炎热。11206 首采区形成之后,2010 年 8 月对该工作面的实测温度,最高达 31.4 ℃,已远远超出《煤矿安全规程》规定。

为此,该矿采取了以下措施:① 增加风量;② 因 11206 工作面回采期间地温较高,就将上行通风改为下行通风;③ 在继续增大风量降温效果不明显后,采用井下制冷设备对 11206 工作面进行局部降温。

降温效果:工作面温度降低到 25 ℃左右,平均 24.6 ℃;运输巷温度依然较高,均在 26~29 ℃,但整个风流路线温度均降到了 30 ℃以下。

五、防治高温危害的保健措施

在使用相关技术措施控制井下高温的同时,还需采取一些保健措施,以保证个人身体的健康。

1. 营养保健

(1) 合理补水(图 7-1)

高温条件下作业,工人排汗较多,且随排汗体内盐分丢失。如果光大量喝水,不但不能缓解症状,还可能诱发中暑。正确的做法是饮水和补盐同时进行。

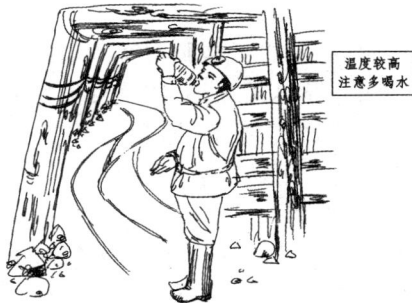

图 7-1

及时补充与出汗量相等的水分和盐分,最好的办法是供给含盐饮料。饮料的含盐量以 0.15%~0.2%为宜,饮水方式以少量多次为宜,暴饮会加重心脏、肾和肠胃的负担,又促使大量排汗。含盐饮料可选用盐开水、盐汽水及盐茶等,不含盐饮料可选用白开水、茶水、柠檬酸水,或由酸梅糖浆、陈皮糖浆、山楂糖浆等配成饮料。饮料的配置、冷却、运输及供应均必须加强卫生管理,防止污染。饮料温度以 10 ℃左右为宜。

随汗排出的还有钾、钙和镁等,其中钾最值得注意。长期缺钾的人员,在高温条件下最易中暑,故对高温作业人员要注意补钾,以提高机体耐热能力。补充钾盐可用氯化钾片,每片含有钾 205 毫摩尔,每天 2 片,可补充 4 L 汗液损失的钾。

(2)加强营养

在高温环境下劳动时,能量和蛋白质消耗增加,维生素 B1、B2、C、A 的需要量增加,所以应选择高热量、高蛋白、高维生素膳食。

2. 加强个人防护

高温环境下作业,工人的工作服应宽大、轻便且不妨碍操作,宜采用质地结实、耐热、导热系数小、透气性能好并能反射热辐射的织物。要根据不同工作需要,配备工作帽、防护眼镜、面罩、手套、鞋帽、护腿等个人防护用品。

3. 加强医疗防护工作

工人在就业前和入暑前应进行体格检查,凡有心血管系统疾病、持久性高血压、溃疡、活动性肺结核、肺气肿、肝病、肾病、明显的内分泌疾病(如甲状腺功能亢进)、过敏性皮肤瘢痕者,均不宜从事高温作业。

六、中暑急救要点

(1)中暑应以预防为主,一旦发现中暑先兆或中暑表现,立即将病人移到通风、阴凉、干爽的地方,如走廊、树荫下等。

(2)病人半仰卧位,解开衣扣,脱去或松开衣服。如衣服被汗水湿透,应更换干衣服,同时用电扇或扇子扇风,以帮助散热。有条件时,在空调房间内降温。

（3）尽快降低体温到 38 ℃以下。

① 可在病人头部、腋下、腹股沟等处用凉湿毛巾冷敷。

② 可用温水或酒精对其进行全身擦浴。

③ 让病人冷水浸浴 15～30 min,体温可降到 38 ℃以下。

④ 可让病人饮服绿豆汤或淡盐水、西瓜水等解暑。

（4）可给病人服用人丹、藿香正气水等药物治疗。

（5）经上述处理,如果病人未恢复,应尽快送往医院救治或者边降温边送医院。

思　考　题

1. 高温作业对健康有哪些危害?

2. 煤矿作业场所温度的监测要求有哪些?

3. 煤矿降温的措施有哪些?

4. 中暑时的急救要点是什么?

第八章

煤矿职业病防治的措施

第一节　前期预防

　　预防工作可以说是整个职业病防治体系中最重要的一个环节,只要在预防环节把好关,才会使职业病失去生长的土壤,也才能切实保护职工的身心健康。用人单位是职业病预防工作的关键所在,只有用人单位严格依法办事,落实责任,职业病预防工作才不会成为一句空话。用人单位应当严格遵守国家职业卫生标准,把法律中规定的每一项职业病预防措施落到实处,从源头上控制和消除职业病危害,从而彻底改善职业卫生环境,降低职业病的发病率,保护劳动者的生命和健康。

　　煤矿对职业病的前期预防主要包括三个方面:

　　(1) 工作场所符合有关职业卫生的要求。

　　(2) 及时、如实地向所在地安全生产监督部门申报职业病危害项目,接受监督。

　　(3) 告知劳动者本单位的职业危害,对劳动者进行职业危害防护培训。

一、工作场所的职业卫生要求

产生职业病危害的用人单位的设立除应当符合法律、行政法规规定的设立条件外,其工作场所还应当符合下列职业卫生要求:

(1)职业病危害因素的强度或者浓度符合国家职业卫生标准。

煤矿企业应该按照国家职业卫生标准的要求,使井下工作场所的粉尘、噪声等职业危害因素的强度和浓度符合要求。

(2)有与职业病危害防护相适应的设施。

煤矿的职业危害防护设施很多,如洒水防尘系统、通风设施、个人防护用品(安全帽、自救器、矿灯等)等。煤矿企业必须按照有关规定配置与职业病危害防护相适应的设施。

(3)生产布局合理,符合有害与无害作业分开的原则。

煤矿企业要通过优化生产布局和工艺流程,使有害作业和无害作业分开,尽可能减少接触职业危害的人数和接触时间。

(4)有配套的更衣间、洗浴间、孕妇休息间等卫生设施。

煤矿企业应当配置更衣间、洗浴间以方便职工更换有防护功能的工作服,及时清洗、处理可能携带的灰尘、有害物质等。

(5)设备、工具、用具等设施符合保护劳动者生理、心理健康的要求。

煤矿本身是劳动密集型生产单位,在生产过程中应避免出现劳动组织和劳动制度不合理、劳动强度过大、长时间不良体位、精神过度紧张、生产设备和劳动工具不合理等情形。

(6)法律、行政法规和国务院卫生行政部门、安全生产监督管理部门关于保护劳动者健康的其他要求。

二、职业病危害项目申报

2011 年修订的《职业病防治法》规定:用人单位工作场所存在

职业病目录所列职业病的危害因素的,应当及时、如实向所在地安全生产监督管理部门申报危害项目,接受监督。

煤矿企业应及时、如实向驻地煤矿安全监察机构申报职业危害,同时抄报所在地煤矿安全监管部门,并接受煤矿安全监察机构和煤矿安全监管部门的监督管理。

煤矿企业申报职业危害时应提交《煤矿作业场所职业危害申报表》(见表 8-1)及下列有关材料:

(1) 煤矿企业的基本情况;

(2) 煤矿职业危害因素的种类、浓度或强度情况;

(3) 煤矿作业场所接触职业危害因素的人数及分布情况;

(4) 职业危害防护设施及个体防护用品的配备情况;

(5) 法律、法规和规章规定的其他资料。

职业危害申报以煤矿为单位,每年申报一次,煤矿企业应于每年 3 月 31 日前完成上一年度申报工作。

矿安全监察机构和煤矿安全监管部门每年对煤矿企业的职业病危害情况进行现场核查,进行监督。某煤矿作业场所职业危害因素申报现场核查表见表 8-2。

表 8-1   **煤矿作业场所职业危害申报表**

一、申报煤矿基本情况

煤矿名称			
煤矿通信地址		邮政编码	
安全生产许可证编号		矿井类型	☐井工矿 ☐露天矿

法定代表人		联系电话	
经济类型		采煤工艺	□炮采 □高档普采 □综采
建井日期		投产日期	
设计能力/(万 t/a)		职业危害防治 经费投入情况/万元	
申报类别		□初次申报	□变更申报
负责职业卫生 管理机构名称		从事职业卫生 管理人员数量	
职业卫生管理 机构负责人		联系电话	

填表人：　　审核人：　　签发人：　　申报日期：　年　月　日

二、煤矿作业场所存在的主要职业危害

煤矿名称：

序号	职业危害因素名称	作业场所	接触职业危害因素人数	浓(强)度	工程防护设施		个体防护用品	
					有(名称)	无	有(名称)	无

填表人：　　　审核人：　　　签发人：　　　申报日期：　　　年　　月　　日

三、职业危害因素检测、职业健康体检及职业病情况

煤矿名称：

在岗职工总数：＿＿＿＿＿人,其中,农民工数：＿＿＿＿＿人。				
接触职业危害人员总数：＿＿＿＿＿人。 其中,接触粉尘人数：＿＿＿＿＿人;接触噪声人数：＿＿＿＿＿人; 接触高温人数：＿＿＿＿＿人;接触化学毒物人数：＿＿＿＿＿人。				
粉尘监测情况				
应测点个数	实测点个数	合格点个数	平均值/(mg/m³)	范围/(mg/m³)
职业健康体检情况				

应体检人数	实际体检人数	离退休人员中实际体检人数

本年度新发职业病例数：　　　　　例。
本年度新发尘肺病例数：　　　　　例，其中，
　Ⅰ期　　　　例；Ⅱ期　　　　例；Ⅲ期　　　　例。

累计发生职业病例数：　　　　　例。
累计发生尘肺病例数：　　　　　例，其中，
　Ⅰ期　　　　例；Ⅱ期　　　　例；Ⅲ期　　　　例。

本年度死亡职业病例数：　　　　　例。
本年度死亡尘肺病例数：　　　　　例，其中，
　Ⅰ期　　　　例；Ⅱ期　　　　例；Ⅲ期　　　　例。

累计死亡职业病例数：　　　　　例。
累计死亡尘肺病例数：　　　　　例，其中，
　Ⅰ期　　　　例；Ⅱ期　　　　例；Ⅲ期　　　　例。

填表人：　　审核人：　　签发人：　　申报日期：　年　月　日

表 8-2　某煤矿作业场所职业危害因素申报现场核查表

地面部分

地面管理组组长：　　　　成员：　　　　年　月　日

检查项目	检查内容	检查要点及标准	专家组审查意见	备注
1. 职业危害防治组织机构	设置相应的职业卫生管理机构或组织,配备专职或兼职人员	① 建立健全职业危害防治领导机构; ② 建立健全职业危害防治管理机构; ③ 配备专职或兼职管理人员		
2. 职业危害防治制度	建立健全下列职业危害防治制度和操作规程: ① 职业危害防治责任制度; ② 职业危害告之制度; ③ 职业危害申报制度; ④ 职业健康宣传教育制度; ⑤ 职业危害防护设施维护检修制度; ⑥ 从业人员防护用品管理制度; ⑦ 职业危害日常监测管理制度; ⑧ 职业健康监护管理制度; ⑨ 职业病诊断鉴定及治疗康复制度; ⑩ 职业危害防治经费保障及使用管理制度; ⑪ 职业卫生档案与职业健康监护档案管理制度	现场检查各项制度齐全、岗位操作规程要包含所有接尘工种,现场检查每一项制度,每一项工种操作规程		

检查项目	检查内容	检查要点及标准	专家组审查意见	备注
3. 制定职业危害防治计划及实施方案	职业危害防治计划应包括煤矿已检测出的职业危害因素及年度实施治理目标	有职业危害防治计划和实施方案,计划应包括目的、目标、措施、保障条件等内容;实施方案应包括时间、进度、实施步骤责任人等内容		
4. 职工健康档案管理	① 接尘人员职工健康检查结果; ② 职业病病例诊疗、康复和定期检查资料; ③ 职业病和疑似职业病的报告; ④ 职业危害事故处理和报告记录	① 职业健康检查表、体检报告齐全,存档完整; ② 职业病诊断证明书、职业病诊断鉴定书齐全; ③ 职业病和疑似职业病的报告齐全; ④ 记录资料齐全,事故及时报告; ⑤ 接尘人员人数,占应体检人数比例; ⑥ 体检医疗机构资质证明		
5. 日常监测情况	① 职业危害因素检测点分布示意图; ② 作业场所职业危害因素日常监测资料; ③ 职业危害因素检验与评价报告; ④ 职业危害因素监测与评价结果报告	① 查监测点分布示意图; ② 日常监测资料齐全; ③ 监测与评价报告齐全、规范; ④ 监测与评价结果及时向煤监部门报告		

煤矿职业病防治培训教材

检查项目	检查内容	检查要点及标准	专家组审查意见	备注
6. 职业健康宣传培训档案	① 单位负责人、管理机构负责人职业健康培训证明； ② 职业健康监测人员培训证明； ③ 职业健康培训记录(全员培训)； ④ 职业危害因素告知凭证	① 煤矿企业负责人、职能部门负责人职业健康培训证明资料齐全； ② 监测人员特殊工种作业证书齐全； ③ 接尘人员全员培训,有培训记录,考试试卷等资料齐全； ④ 劳动合同中告之职业危害种类及产生后果,防护措施和待遇		
7. 职业危害事故应急预案	建立、健全职业危害事故应急救援预案	① 职业危害事故应急救援目的； ② 组织机构及职责； ③ 事故救援措施； ④ 演练情况		
8. 劳动保护用品	① 劳动防护卫用品的配备标准； ② 劳动防护用品的采购、验收、保管、发放、报废等管理制度	① 劳动防护用品配备是否符合 AQ 1051—2008 行业标准； ② 劳动防护用品按标准发放登记记录		

井下部分

现场核查组组长：　　　成员：　　　年　月　日

检查项目	检查内容	检查要点及标准	专家组审查意见	备注
1. 职业危害公示栏	① 存在职业危害的场所设置公告栏；② 公示内容：有关法律、法规、规章制度；③ 公示职业危害因素监测结果	① 公示栏应设置在醒目位置；② 公示内容要包含国家有关法律、法规和煤矿企业制定规章制度；④ 监测职业危害因素结果要如实告之接尘人员并定期更换最新监测结果		
2. 警示标识	对产生严重职业危害因素的作业场所，在醒目位置设置警示标识及中文说明	① 警示标识要设置在产生职业危害因素的工作岗位；② 警示标识要反映现场职业危害种类；③ 警示标识齐全，中文警示说明应当说明职业危害种类、后果、预防措施和应急措施		
3. 职工佩戴劳动防护用品情况	作业人员按照使用规定正确佩戴、使用	① 劳动防护用品管理制度内容是否齐全；② 现场检查作业人员是否正确佩戴使用		
4. 作业场所职业危害因素管理	现场检查作业场所防尘、噪声、高温等职业危害因素的强度或浓度是否符合国家标准、行业标准	① 现场检查煤矿企业日常监测记录、检测周期是否符合有关标准；② 是否按布点要求进行监测；③ 现场抽查2～3个布点，监测粉尘浓度		

检查项目	检查内容	检查要点及标准	专家组审查意见	备注
5. 防尘洒水系统	① 永久性防尘水池； ② 防尘管路铺设； ③ 水质过滤装置	① 永久性防尘水池容量是否大于 200 m³，是否有配有备用水池且池容不小于 100 m³； ② 防尘管路是否铺设到所有可能产生粉尘的地点、水压是否能满足降尘需要； ③ 是否安装水质过滤装置		
6. 作业现场降尘措施	① 在煤、岩层中钻孔，应采取湿式作业； ② 采煤机是否安装内、外喷雾装置，内外喷雾压力是否达到标准； ③ 液压支架是否安装自动喷雾装置； ④ 破碎机是否安装防尘装置； ⑤ 放顶煤采煤工作面的放煤口是否安装高压喷雾装置； ⑥ 掘进机是否有内外喷雾装置	① 在煤、岩层中钻孔，应采用湿式作业：是否采用湿式钻眼、冲洗井壁巷帮、使用水炮泥，是否有喷雾设施； ② 采煤机必须安装内、外喷雾装置，内喷雾压力不得小于 2 MPa，外喷雾压力不得小于 4 MPa； ③ 液压支架必须安装自动喷雾装置； ④ 破碎机必须安装防尘设施，是否有喷雾装置或者用除尘器净化； ⑤ 放顶煤采煤工作面的放煤口必须安装高压喷雾装置，运行是否正常； ⑥ 现场检查掘进机内外喷雾装置是否正常运行		
7. 进、回风巷降尘设施	采掘工作回风巷应安设净化水幕	① 进风巷进风处设置净化水幕； ② 回采工作面、掘进工作面回风巷道至少安设 2 道自动控制风流净化水幕		

检查项目	检查内容	检查要点及标准	专家组审查意见	备注
8. 井下运输及转载点降尘设施	① 井下煤仓放煤口、溜煤眼放煤口； ② 转载、运输系统	① 井下煤仓放煤口、溜煤眼放煤口作业时进行喷雾降尘或用除尘器除尘,采用喷雾降尘时,喷雾压力应符合降尘要求； ② 转载点落差应小于 0.5 m,大于 0.5 m 必须安装导向板,各转载点要实行喷雾降尘； ③ 在装煤点下风侧 20 m 内必须设有一道风流净化水幕		
9. 噪声防治	① 主通风机机房、主井绞车房、巷道掘进局部通风机、煤电钻、乳化液泵站、采煤机、掘进机、带式输送机； ② 筛分系统	① 检查作业场所各噪声地点的警示标识； ② 检查作业点降噪措施； ③ 检查操作工人连续接触噪声工作时间； ④ 护耳器佩戴		
10. 化学物质	作业场所主要化学毒物浓度	① 检查作业场所主要化学毒物一氧化碳、二氧化氮、二氧化碳、硫化氢浓度是否符合《煤矿安全规程》规定标准； ② 作业现场是否按期监测并有检查记录		
11. 日常监测设备	粉尘、有毒有害气体、高温、噪声检查仪器	配备直读式粉尘浓度测量仪等监测仪器、仪表应符合国家有关规定,具有 MA 标志		

三、职业病危害告知和职业卫生培训

1. 职业病危害告知

《职业病防治法》第三十四条规定：用人单位与劳动者订立劳动合同（含聘用合同，下同）时，应当将工作过程中可能产生的职业病危害及其后果、职业病防护措施和待遇等如实告知劳动者，并在劳动合同中写明，不得隐瞒或者欺骗。

用人单位与劳动者签订劳动合同时，对工作过程中可能产生的职业病危害及其后果应当履行告知义务。劳动者只有了解劳动过程中可能产生的职业病危害及其后果，才能根据自己的身体情况或者个人意愿加以选择是否在该用人单位从事劳动，在此基础上，才能考虑该用人单位所给予的待遇是否适当等。劳动者只有熟悉本单位的职业病防护措施，才能在工作中利用这些措施有效地进行职业病预防。

在实践中，只有部分煤矿工人知道存在的职业危害，但很多工人不知道存在的职业危害，特别是一些农民工，由于他们文化水平比较低，普遍缺乏自我保护意识、知识和能力，不知道什么是职业病、煤矿常见的职业病有哪些。另外，一些煤矿企业为了多赚钱隐瞒工作场所职业病危害的真相，在签订劳动合同时不履行职业病危害告知的义务。劳动者应该清楚进行职业病危害告知是用人单位的义务，劳动者有对工作场所职业病危害的知情权，以保护自己的身体健康。

2. 职业卫生培训

用人单位对劳动者有进行职业病防治教育的义务，主要包括以下几个方面：

（1）应当组织劳动者进行职业卫生培训，包括上岗前的职业

卫生培训和在岗期间的职业卫生培训。职业卫生培训对于职业病危害的预防是必不可少的。通过职业卫生培训,使劳动者掌握哪些是职业病危害以及如何预防和控制等方面的职业卫生知识,提高自我健康保护意识,并积极加以预防,保护自身健康。在岗期间的职业卫生培训应当定期进行。

(2) 督促劳动者遵守职业病防治法律、法规、规章和操作规程。

(3) 对劳动者使用职业病防护设备和职业病防护用品加以指导。有些劳动者对于职业病防护设备和职业病防护用品缺乏正确实用的知识,用人单位有义务在这方面加强指导,从而真正起到防治职业病的作用。

劳动者通过职业卫生培训,提高职业病的防范意识,才会珍惜自身的健康,采取防护措施,维护自身权利,这样才能有效推动职业病危害防治工作。

《职业病防治法》第三十四条规定:用人单位应当对劳动者进行上岗前的职业卫生培训和在岗期间的定期职业卫生培训,普及职业卫生知识,督促劳动者遵守职业病防治法律、法规、规章和操作规程,指导劳动者正确使用职业病防护设备和个人使用的职业病防护用品。

劳动者应当学习和掌握相关的职业卫生知识,增强职业病防范意识,遵守职业病防治法律、法规、规章和操作规程,正确使用、维护职业病防护设备和个人使用的职业病防护用品,发现职业病危害事故隐患应当及时报告。

第二节 劳动过程中的职业病防护

一、职业病防治管理措施

在劳动过程中,用人单位只有采取法律规定的职业病防治管理措施,才能更好地保护劳动者的身体健康。实践中,一些用人单位就是由于没有依法采取相应的职业病防治管理措施,所以职业病危害的情况比较严重。从预防的角度讲,依法采取防治职业病的管理措施,是保护劳动者身体健康的前提条件。按照本条的规定,用人单位应当采取以下职业病防治管理措施:

(1)设置或者指定职业卫生管理机构或者组织,配备专职或者兼职的职业卫生管理人员,负责本单位的职业病防治工作。

为控制和消除职业危害,防治职业病,用人单位必须设置一个内设机构或者组织,或者是指定一个职业卫生管理机构或者组织,具体负责职业病防治工作。用人单位设置的职业卫生管理机构或者组织既包括职业卫生工作领导小组这样的领导机构,也包括职业卫生处(科)等日常办事机构;规模较小的用人单位,可以不专门设机构,而是指定一个部门具体负责职业卫生管理工作。在这些机构或者组织中,要有专职或者兼职的管理人员专门从事职业病防治工作。

(2)制订职业病防治计划和实施方案。

用人单位应该根据本单位的实际情况,制定出具体的职业病防治计划和落实职业病防治计划的实施方案。

(3)建立、健全职业卫生管理制度和操作规程。

职业卫生管理包括职业病危害项目的申报制度、工作场所职业病危害因素监测制度、职业卫生培训、职业健康检查以及发生急性职业病危害事故时的应急处置制度等。用人单位还应当针对有职业病危害的具体岗位,建立一套具体的操作规程。

(4)建立、健全职业卫生档案和劳动者健康监护档案。

职业卫生档案主要包括用人单位基本情况,职业有害因素分布,职业病危害因素日常监测和检测、评价结果,职业病防护设施的设置、运转和效果,职业健康检查的组织和检查结果及评价,职业病人处理、安置情况等内容。

劳动者健康监护档案是职业病诊断鉴定的重要依据之一。劳动者健康监护档案主要包括劳动者职业史、既往史和职业病危害接触史,相应作业场所职业病危害因素监测结果,职业健康检查结果及处理情况,职业病诊疗等相关个人健康资料。

(5)建立、健全工作场所职业病危害因素监测及评价制度。

职业病危害因素监测,既包括用人单位实施的由专人负责的职业病危害因素日常监测,又包括有关职业卫生技术服务机构定期对工作场所的职业病危害因素进行检测、评价。

(6)建立、健全职业病危害事故应急救援预案。

用人单位应当制定职业病危害事故应急救援预案,明确应急救援指挥机构及职责分工,一旦发生职业病危害事故,立即按照事故严重程度,采取临时控制和应急救援措施,及时组织抢救急性职业病病人,按照规定进行事故报告,防止事态扩大,把事故危害降到最低限度。

二、个人防护用品

个人防护用品是劳动者在劳动中为防御物理、化学、生物等外界因素伤害人体而穿戴和配备的各种物品的总称。煤矿企业必须采用有效的职业病防护设施,并为劳动者提供个人使用的职业病防护用品。

1. 煤矿个体防护用品的种类

煤矿井下生产条件复杂,煤矿企业应该结合本矿各工种岗位的实际情况,根据国家有关法规装配个人防护用品,为工人配备有生产许可证和安全鉴定证的个人防护用品。煤矿个体防护用品很多,主要有以下类别。

(1) 矿灯。

(2) 矿灯带。

(3) 自救器。

(4) 擦拭及洗涤护肤用品。主要有毛巾、肥皂、香皂(或浴液)、洗发液。

(5) 安全帽。

(6) 防尘口罩。

(7) 防冲击眼护具。包括防冲击眼镜、眼罩和面罩。

(8) 上肢防护类。煤矿常用的上肢防护类用品有布手套、线手套、浸胶手套、防振手套,绝缘手套、护肘等。

(9) 下肢防护类。下肢防护类主要有胶靴、布袜、护膝和护腿等。

(10) 听力防护类。听力防护类主要有耳塞和耳罩等。

(11) 防护服装类。主要有矿工普通工作服、劳动防护雨衣、棉上衣、绒衣裤、秋衣裤、棉背心等。

(12) 防寒用品类。主要有棉大衣、棉帽、皮大衣等。

煤矿井下工种的职业卫生个体防护用品配备标准见表 8-3。

2. 正确使用个人防护用品

正确使用个人防护用品是保障从业人员人身安全健康的最后一道防线,也是保障生产经营单位安全生产的基础。生产经营单位发放个人防护用品是为了预防事故和职业伤害,保障职工的人身安全和健康。在以往发生的许多事故中,有的并不是由于生产经营单位没有发放个人防护用品,也不是因为个人防护用品不符合要求,而是从业人员没有按照使用规则佩戴或者使用个人防护用品。出现这种情况的原因可能是从业人员不知道正确的使用佩戴方法,也可能是知道但没有按照正确的要求去做。

《安全生产法》中规定,生产经营单位有责任监督和教育从业人员按照使用规则,正确使用和佩戴个人防护用品。生产经营单位要加强使用个人防护用品的教育和培训,监督教育从业人员按照个人防护用品的使用规则和防护要求正确佩戴、使用。

生产经营单位开展安全教育培训时,要有正确佩戴、使用个人防护用品的内容,说明不遵守个人防护用品使用规则而发生的事故严重性,及由此所需承担的后果,并制定规章制度,对不带、不使用的从业人员要给予必要的处分,使从业人员把正确佩戴和使用个人防护用品变成日常自觉的行动。

3. 选用个人防护用品时的注意事项

(1) 凡是从事特种作业的人员,应按其主要工种的劳动环境配备个人防护用品,如配备的个人防护用品在从事其他作业时不合适,应另配或借用其他个人防护用品。

(2) 纱布口罩不能用做防尘口罩。

(3) 防毒护具使用的滤毒罐,应当根据毒物的种类正确选择,每次使用前应仔细检查是否有效,并按照国家标准规定定期更换。

表 8-3 　　　　　　　　　　　　　　　　　　　　　　　　**煤矿职业安全卫生**

序号		矿灯	矿灯带	自救器	毛巾	肥皂	香皂	浴液	洗发液	安全帽	工作帽	防尘口罩	防冲击眼镜	焊接护目镜	化学护目镜	布手套	线手套	浸胶手套	防振手套	耐酸碱手套	电焊手套	绝缘手套
	计量单位	个	条	个	条	块	块	500mL	500mL	顶		个	副		副	副		副	副	副		副
	更换期限	月	月	月	月	月	月	月	月	月		月	月		月	月		月	月	月		月
1	采煤工(薄煤层)	备	12	备	1	1/4	1	1	1	30		1				6		1/4	3			
2	采煤工(中、厚煤层)	备	12	备	1	1/4	1	1	1	30		1				6		1/3	3			
3	综采工(机采工)	备	12	备	1	1/4	1	1	1	30		1				6		1/3	3			
4	掘进工	备	12	备	1	1/4	1	1	1	30		1				6		1/4	3			
5	爆破工	备	12	备	2	1/4	1	1	1	30		2				6		1/2				
6	喷工	备	12	备	1	1/4	1	1	1	30		1				6		1/2				
7	充填工	备	12	备	1	1/4	1	1	1	30		1				12		1/2	3			
8	巷道维修工	备	12	备	2	1/3	2	2	2	30		2				12		1/4	3			
9	电机车司机和车工	备	12	备	2	1/3	2	2	2	30								1				
10	绞车司机	备	12	备	2	1/3	2	2	2	36								1				
11	皮带、链板司机	备	12	备	2	1/3	2	2	2	36		2						1				
12	运搬、运料工	备	12	备	2	1/3	2	2	2	36								1/2	3			

个体防护用品配备标准一览表

护肘	防砸胶鞋	工矿靴	耐酸碱胶靴	绝缘胶靴	布袜	护腿	护膝	听力防护用品	矿工服	反光背心	防护雨衣	防护胶鞋	耐酸碱围裙	棉上衣	绒衣裤	秋衣裤	皮上衣	皮裤	护腰	棉背心	备注
副	双	双	双	双	双	副	副	副	套	件	件		件	件	套	套	件	条	副	件	个
月	月	月	月	月	月	月	月	月	月	月	月		月	月	月	月	月	月	月	月	月
3	6				1	24	3	备	6	12				24	12	6			24	24	
	6				1	24		备	6	12				24	12	6			24	24	
	6				1	24		备	6	12				24	12	6			24	24	
	6				1	24		备	6	12	12			24	12	6			24	24	
	6				1	24		备	6	12	12			24	12	6			24	24	
	6				1	24			6	12	12			24	12	6				24	
	6				1	24			6	12				24	12	6			24	24	
	6				1	24			6	24				24	12	6				24	
	12				1			备	12	24				36	12	9	36	36		36	
					1				12	24				24	12	9	36	36		24	
					1				12	24				24	12	9	36			24	
	6				1	24			6	24				24	12	9				24	

序号		矿灯	矿灯带	自救器	毛巾	肥皂	香皂	浴液	洗发液	安全帽	工作帽	防尘口罩	防冲击眼镜	焊接护目镜	化学护目镜	布手套	线手套	浸胶手套	防振手套	耐酸碱手套	电焊手套	绝缘手套
	计量单位	个	条	个	条	块	块	500mL	500mL	顶		个	副		副	副		副	副	副		副
	更换期限	月	月	月	月	月	月	月	月	月		月	月		月	月		月	月	月		月
13	钉道工、运搬工	备	12	备	2	1/3	2	2	2	36		3				1/2		3				
14	机电维修工	备	12	备	2	1/3	2	2	2	36						1/2						3
15	机电安装工	备	12	备	2	1/3	2	2	2	36						1/2						
16	采掘机电维修工	备	12	备	2	1/3	2	2	2	36		3				1/2						3
17	水泵司机	备	18	备	2	1/3	2	2	2	36						2						
18	配电工	备	18	备	2	1/3	2	2	2	36						2						3
19	充电工	备	18	备	2	1/3	2	2	2	36					24	2				3		
20	瓦斯检查员（测气工）	备	12	备	2	1/3	2	2	2	36		2				2						6
21	接风筒工	备	12	备	2	1/3	2	2	2	36						1						
22	通风密闭工	备	12	备	2	1/3	2	2	2	36					1/4							
23	采样工	备	12	备	2	1/3	2	2	2	36						1						
24	安全检查员	备	12	备	2	1/3	2	2	2	36						2						12
25	测量员	备	18	备	2	1/3	2	2	2	36						1						

护肘	防砸胶鞋	工矿靴	耐酸碱胶靴	绝缘胶靴	布袜	护腿	护膝	听力防护用品	矿工服	反光背心	防护雨衣	防护胶鞋	耐酸碱围裙	棉上衣	绒衣裤	秋衣裤	皮上衣	皮裤	护腰	棉背心	备注
副	双	双	双	双	双	副	副	副	套	件	件		件	件	套	套	件	条	副	件	个
月	月	月	月	月	月	月	月	月	月	月	月		月	月	月	月	月	月	月	月	月
	12				1			24	12	24				24	12	9				24	
	12			6	1				12	24				24	12	6				24	
	12				1				12	24				24	12	6				24	
	6			6	1				6	24				24	12	6				24	
	6				2				12	24				36	12	9				36	
		6			2				12	24				36	12	9				36	
	12	2	12	24				24						36	12	9				36	
		1	12	24										24	12	6				24	
6		1	12	24										24	12	6				24	
6		1		24										24	12	6				24	
6		1	12	24										24	12	9				24	
		1	12	24										24	12	9				24	
6		2	12	24				24						24	12	9				24	

序号		矿灯	矿灯带	自救器	毛巾	肥皂	香皂	浴液	洗发液	安全帽	工作帽	防尘口罩	防冲击眼镜	焊接护目镜	化学护目镜	布手套	线手套	浸胶手套	防振手套	耐酸碱手套	电焊手套	绝缘手套
	计量单位	个	条	个	条	块	块	500 mL	500 mL	顶		个	副		副	副		副	副	副		副
	更换期限	月	月	月	月	月	月	月	月	月		月	月		月	月		月	月	月		月
26	管子工	备	12	备	2	1/3	2	2	2	36					1							6
27	井下测尘工	备	18	备	2	1/3	2	2	2	36		2			1							
28	井下保健员	备	18	备	2	1/3	2	2	2	36					1/2							
29	井下钻探工	备	12	备	2	1/3	2	2	2	36					1			3	3			6
30	井下炸药发放工	备	18	备	2	1/3	2	2	2	36			24	1								
31	井下送水、饭、清洁工	备	12	备	2	1/3	2	2	2	36		3			2							
32	井底信号工	备	18	备	2	1/3	2	2	2	36					1							
33	验收员、管柱工	备	12	备	2	1/3	2	2	2	36		3			1							12
34	井筒维修工	备	12	备	2	1/3	2	2	2	36					1							12
35	井下其他辅助工	备	18	备	2	1/3	2	2	2	36					2							12

护肘	防砸胶鞋	工矿靴	耐酸碱胶靴	绝缘胶靴	布袜	护腿	护膝	听力防护用品	矿工服	反光背心	防护雨衣	防护胶鞋	耐酸碱围裙	棉上衣	绒衣裤	秋衣裤	皮上衣	皮裤	护腰	棉背心	备注
副	双	双	双	双	双	副	副	副	套	件	件		件	件	套	套	件	条	副	件	个
月	月	月	月	月	月	月	月	月	月	月	月	月		月	月	月	月	月	月	月	月
		1		12	24	12			24	12	9	24									
6		1		12	24				24	12	9	24									
12		2		18	24	24			24	12	9	24									
		1	备	6	24	24			24	12	6	24									
12		2		12	24				24	12	9	24									
6		1		12	24	24			24	12	6	24									
12		2		12	24	24			24	12	6	24									
		1		12	24				36	12	9	36									
		2		12	24	12			24	12	6	24									
		2		12	24				24	12		24									

序号		矿灯	矿灯带	自救器	毛巾	肥皂	香皂	浴液	洗发液	安全帽	工作帽	防尘口罩	防冲击眼镜	焊接护目镜	化学护目镜	布手套	线手套	浸胶手套	防振手套	耐酸碱手套	电焊手套	绝缘手套
	计量单位	个	条	个	条	块	块	500 mL	500 mL	顶		个	副		副	副		副	副	副		副
	更换期限	月	月	月	月	月	月	月	月	月		月	月		月	月		月	月	月		月
36	跟班生产采、掘区(队)长																					
37	采掘区队长、采、掘、基建、通、运、修区工程技术人员	备	18	备	2	1/2	2	2	2	36		3			1							
38	其他下井技术人员	备	18	备	2	1/2	2	2	2	36					2							
39	其他下井管理干部	备	18	备	2	1/2	2	2	2	36					2							

（4）帆布、纱布、绒布、皮、橡胶、塑料、乳胶等材质制成的手套统称为劳动防护手套,应根据在劳动环境中防割、烧、烫、冻、电击、静电、腐蚀、浸水等伤害的实际需要,配备不同防护性能的手套和防护头盔类护听器。

（5）绝缘手套和绝缘鞋要定期更换,使用前要做绝缘性能的检查并且每半年做一次绝缘性能复测。

（6）对眼部可能受到铁屑等杂物飞溅伤害的工种,必须佩戴防冲击眼镜。

护肘	防砸胶鞋	工矿靴	耐酸碱胶靴	绝缘胶靴	布袜	护腿	护膝	听力防护用品	矿工服	反光背心	防护雨衣	防护胶鞋	耐酸碱围裙	棉上衣	绒衣裤	秋衣裤	皮上衣	皮裤	护腰	棉背心	备注
副	双	双	双	双	双	副	副	副	套	件	件	件	件	件	套	套	件	条	副	件	个
月	月	月	月	月	月	月	月	月	月	月	月		月	月	月	月	月	月	月	月	月
12		2		12	24				36	12	9	36									
12		2		12	24				36	12	9	36									
12		2		12	24				36	12	9	36									

（7）在生产设备受损或者失效时，有毒有害气体可能泄漏的作业场所，除对作业人员配备常规的防护用品外，还应在现场醒目处放置必需的防毒护具以备逃生、抢救时应急使用；高处作业场所必须按规定架设安全网，作业人员根据不同的作业环境合理选用相应种类的安全带。

（8）根据作业场所噪声的强度和频率，配备耳塞、耳罩。

三、职业危害警示

产生职业病危害的用人单位，应当在醒目位置设置公告栏，公布有关职业病防治的规章制度、操作规程、职业病危害事故应急救援措施和工作场所职业病危害因素检测结果。

对产生严重职业病危害的作业岗位,应当在其醒目位置,设置警示标识(包括图形标识、警示语句和有毒物品作业岗位职业病危害告知卡)和中文警示说明。警示说明应当载明产生职业病危害的种类、后果、预防以及应急救治措施等内容。

1. 职业病危害公告栏

职业病危害公告栏包括如下内容:

(1)有关职业病防治的规章制度。包括有关职业病防治的法律、法规、规章、用人单位内部管理工作制度和各种形式的责任制度。

(2)操作规程。是指用人单位为保证本单位的生产、工作能够安全、稳定、有效运转而制定的,相关人员在操作设备或办理业务时必须遵循的程序或步骤。

(3)职业病危害事故应急救援措施。是指在职业病防治工作中,发生职业病危害事故或者产生急性职业健康损伤时所采取的救治和援助措施,包括立即控制、制止造成职业病危害事故原因的一些紧急措施。

(4)工作场所职业病危害因素检测的结果。职业病危害因素检测结果,是指用人单位按照国务院安全生产监督管理部门的规定,定期对工作场所进行的职业病危害因素检测、评价。

某煤矿的职业病危害公告栏见图 8-1。

2. 职业危害警示标识

根据图形标识所表达的意思可以把图形标识分为警告标识、指令标识、提示标识、禁止标识和警示线(见本书最后彩页)。

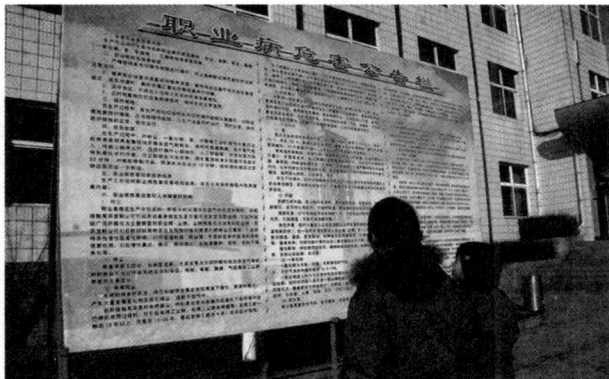

图 8-1　某煤矿的职业病危害公告栏

警告标识——提醒对周围环境需要注意，以避免可能发生危险的图形，如"当心中毒"标识。

指令标识——强制做出某种动作或采用防范措施的图形，如"戴防毒面具"标识。

提示标识——提供相关安全信息的图形，如"救援电话"标识。

禁止标识——禁止不安全行为的图形，如"禁止入内"标识。

警示线——界定和分隔危险区域的标识线，分为红色、黄色和绿色三种。按需要，警示线可喷涂在地面或制成条带设置。

图形标识可与相应的警示语句配合使用。图形、警示语句和文字设置在作业场所入口处或作业场所的显著位置。

各单位除必要场所设置禁止标识外，所有设置的职业危害警示标识必须采取警告标识与指令标识搭配设置的方式。

3. 警示语句

警示语句可单独使用,也可与图形标识组合使用。各单位可根据工作场所职业病危险的实际状况选用警示语句。基本警示语句见表 8-4。

除表 8-4 所列的基本警示语句外,在特殊情况下,用人单位可自己编制适当的警示语句。

表 8-4　　　　　　　　　　　基本警示语句

序号	语句内容	序号	语句内容
1	禁止入内	29	刺激皮肤
2	禁止停留	30	腐蚀性
3	禁止启动	31	遇湿具有腐蚀性
4	当心中毒	32	窒息性
5	当心腐蚀	33	剧毒
6	当心感染	34	高毒
7	当心弧光	35	有毒
8	当心辐射	36	有毒有害
9	注意防尘	37	遇湿分解放出有毒气体
10	注意高温	38	当心有毒气体
11	有毒气体	39	接触可引起伤害
12	噪声有害	40	皮肤接触可对健康产生危害
13	戴防护镜	41	对健康有害
14	戴防毒面具	42	接触可引起伤害和死亡
15	戴防尘口罩	43	麻醉作用
16	戴护耳器	44	当心眼损伤
17	戴防护手套	45	当心灼伤

序号	语句内容	序号	语句内容
18	穿防护鞋	46	强氧化性
19	穿防护服	47	当心中暑
20	注意通风	48	佩戴呼吸防护器
21	左行紧急出口	49	戴防护面具
22	右行紧急出口	50	戴防溅面具
23	直行紧急出口	51	佩戴射线防护用品
24	急救站	52	未经许可,不许入内
25	救援电话	53	不得靠近
26	刺激眼睛	54	不得越过此线
27	遇湿具有刺激性	55	泄险区
28	刺激	56	不得触摸

4. 有毒物品作业岗位职业危害告知卡

《有毒物品作业岗位职业危害告知卡》是针对某一职业病危害因素,告知劳动者危害后果及防护措施的提示卡。某矿制作的针对苯的职业危害告知卡见图 8-2。

5. 警示说明

警示说明应包括以下内容:

(1) 产生职业病危害的种类。按照目前的职业病危害因素分类目录,包括粉尘危害,毒物危害,放射性危害,高温、噪声等物理危害,炭疽杆菌等生物因素危害以及新技术、新材料带来的职业病危害等。

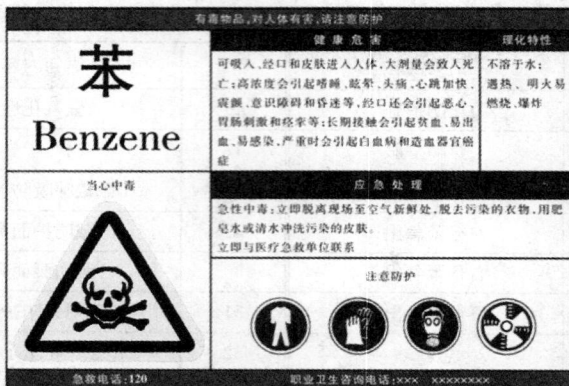

图 8-2　某矿制作的针对苯的职业危害告知卡

（2）产生职业病危害的后果。即容易导致哪一种职业病。

（3）预防。即告知劳动者应当采取何种正确的预防职业病的措施。

（4）应急救治措施。是指在职业病防治工作中,发生职业病危害事故或产生急性职业健康损伤时,劳动者应当采取的紧急避险和急救措施,以及其他人对遭受职业健康损伤的人的抢救、急救和帮助措施,包括立即控制、制止造成职业病危害事故原因的一些紧急措施。

四、职业危害因素检测与评价

1. 作业场所职业危害日常监测

用人单位应当实施由专人负责的职业病危害因素日常监测,并确保监测系统处于正常运行状态。

及时了解、掌握工作场所职业病危害因素的浓度或强度,早期发现职业病危害,及时采取防护措施,消除或减少职业病危害因素对劳动者健康的影响,是职业病二级预防中的关键环节。只有通过日常监测,用人单位才能及时了解、掌握工作场所职业病危害因素的浓度或强度。职业病危害因素日常监测是用人单位自身职业病防治管理义务之一,用人单位应当依据国务院卫生行政部门制定的规范,根据工作场所职业病危害因素的类别,确定日常监测点、监测项目、监测方法、监测频率(次),建立监测系统,建立监测仪器设备使用管理制度和监测结果统计公布报告制度等,设立专人负责监测的实施和管理,对主要职业病危害因素进行动态观察,及时发现、处理职业病危害隐患。用人单位应当切实落实有关政策管理制度,确保监测系统时刻处于正常运行状态。

2. 作业场所职业危害定期检测

用人单位应当按照国务院卫生行政部门的规定,定期对工作场所进行职业病危害因素检测、评价。

定期对工作场所进行职业病危害因素检测、评价的目的是对工作场所职业病危害因素进行全面的检测,在对检测结果进行全面分析的基础上,对工作场所职业病危害因素的种类、危害程度(浓度或强度)、防护措施及其效果进行评价,确定危害类别,为工作场所分类管理、职业病危害治理、职业病诊断鉴定和卫生行政部门执法提供依据。

定期检测、评价必须由取得资质认证的职业卫生技术服务机构承担,其检测、评价结论应当保证客观、公正。检测、评价结果必须存入用人单位职业卫生档案,并向所在地卫生行政部门报告和向劳动者公布。

3. 职业病危害因素不符合国家职业卫生标准必须停止作业

职业病危害因素监测、检测、评价的根本目的是为了消除或减少工作场所职业病危害因素对劳动者健康的影响,保护劳动者的健康。因此,发现工作场所职业病危害因素不符合国家职业卫生标准和卫生要求时,用人单位应当立即采取相应治理措施,仍然达不到国家职业卫生标准和卫生要求的,必须停止存在职业病危害因素的作业;职业病危害因素经治理后,符合国家职业卫生标准和卫生要求的,方可重新作业。

五、职业健康监护

为了及时发现劳动者的职业性健康损害,根据劳动者的职业接触史,对劳动者进行有针对性的定期或不定期的健康检查和连续的、动态的医学观察,记录职业接触史及健康变化,评价劳动者健康变化与职业病危害因素的关系,称为职业健康监护。

职业健康监护制度主要包括职业健康监护管理措施、职业健康检查和职业监护档案等。

职业健康监护制度是《职业病防治法》建立的主要制度之一,是落实用人单位义务、实现劳动者权利的重要保障制度,是落实职业病诊断鉴定制度的前提,是社会保障制度的基础,有利于保障劳动者的健康权益,减少健康损害和经济损失,减少社会负担。

职业健康监护的目的在于检索和发现职业危害易感人群;及时发现健康损害,评价健康变化与职业病危害因素的关系;及时发现、诊断职业病,以利及时治疗或安置职业病人;为职业病危害评价、职业病危害治理效果评价和行政执法提供依据和证据。

1. 用人单位职业健康监护的义务

（1）用人单位应当建立健全职业健康监护制度，从劳资、生产组织安排、经费等方面保证职业健康监护的落实。

（2）用人单位应当组织从事接触职业危害的劳动者进行健康检查，劳动者接受职业健康检查的时间视同正常出勤。

（3）用人单位应当组织接触职业病危害因素的劳动者进行上岗前职业健康检查。用人单位不得安排未经上岗前职业健康检查的劳动者从事接触职业病危害因素的作业；不得安排有职业禁忌的劳动者从事其所禁忌的作业。

（4）用人单位不得安排未成年工从事接触职业病危害的作业。不得安排孕期、哺乳期的女职工从事对本人和胎儿、婴儿有危害的作业。

（5）用人单位应当组织接触职业病危害因素的劳动者进行定期职业健康检查。发现职业禁忌或者有与所从事职业相关的健康损害的劳动者，应当按照体检机构的要求及时调离原工作岗位，并妥善安置。对需要复查和医学观察的劳动者，应当按照体检机构的要求和时间安排其复查和医学观察。

（6）用人单位应当组织接触职业病危害因素的劳动者进行离岗时的职业健康检查。用人单位对未进行离岗职业健康检查的劳动者，不得解除或终止与其订立的劳动合同。用人单位发生分立、合并、解散、破产等情形的，应当对从事接触职业病危害作业的劳动者进行健康检查，并按照国家有关规定妥善安置职业病病人。

（7）用人单位对可能遭受急性职业病危害的劳动者，应当及时组织进行健康检查和医学观察。

(8) 用人单位应当为劳动者建立职业健康监护档案,并按照规定的期限妥善保管。

2. 职业健康检查

职业健康检查包括上岗前、在岗期间、离岗时和应急健康检查。

职业健康检查应当由省级以上人民政府卫生行政部门批准的医疗卫生机构,根据所接触的职业危害因素类别,按《职业健康检查项目及周期》的规定确定检查项目和检查周期。

(1) 上岗前健康检查

上岗前健康检查的目的是掌握劳动者的健康状况、发现职业禁忌、分清责任。

其内容是新录用、变更工作岗位或工作内容的劳动者在上岗前,根据劳动者拟从事工种和工作岗位,分析该工种和岗位存在的职业病危害因素及其对人体健康的影响,即靶器官、靶组织和生物敏感指标,确定特定的健康检查项目,根据检查结果,评价劳动者是否适合从事该工种作业,为劳动者的岗位安排提供依据。

(2) 在岗期间的定期健康检查

在岗期间的定期健康检查的主要目的是及时发现健康损害和健康影响,对劳动者进行动态健康观察。

其内容是根据劳动者所在工种和工作岗位存在的职业病危害因素及其对人体健康的影响规律,对靶器官、靶组织的危害性和生物敏感指标等,确定特定的健康检查项目,对该工种或岗位的劳动者按国务院卫生行政部门规定的时间周期进行职业健康检查,记录其健康变化,评价劳动者的健康变化是否与职业病危害因素有关,判断劳动者是否适合继续从事该工种作业。

　　煤矿接触职业危害作业人员的职业健康检查周期应当按照表8-5执行。

表 8-5　　　　　　　　　　**职业健康检查周期**

接触有害物质	体检对象	检查周期
煤尘(以煤尘为主)	在岗人员	2年1次
	观察对象、I期煤工尘肺患者	每年1次
岩尘(以岩尘为主)	在岗人员、观察对象、I期矽肺患者	
噪声	在岗人员	
高温	在岗人员	
化学毒物	在岗人员	根据所接触的化学毒物确定检查周期

接触职业危害作业退休人员的职业健康检查周期按照有关规定执行

　　(3) 离岗健康检查

　　离岗健康检查的目的是了解劳动者离岗时的健康状况,分清健康损害责任。

　　其内容是根据劳动者所从事工种和工作岗位存在的职业病危害因素及其对人体健康的影响规律,对靶器官、靶组织的危害性和生物敏感指标等,确定特定的健康检查项目,根据检查结果,评价劳动者的健康状况、健康变化是否与职业病危害因素有关。另外,有些职业危害因素的健康危害效应是远期的,这类职业危害因素对人体的损害是缓慢的,人体的病理进程也是缓慢的,其健康损害后果出现较晚,甚至在劳动者离开该作业环境的 10～30 年以后才出现。如粉尘作业与尘肺,放射工作人员与白血病、肿瘤,苯与再生障碍性贫血、肿瘤,因此,还需要对接触这些危害因素的劳动者进行离岗后的医学观察。

(4)告知职业健康检查结果

为充分保障劳动者的知情权,用人单位应当将职业健康检查结果告知劳动者。同时,为保障劳动者的合法权益,职业健康检查经费由用人单位承担,以保障职业健康监护措施的落实。

(5)职业禁忌

有些劳动者由于处在特殊生理状态或者病理状态,从事特定职业或者接触特定职业病危害因素时,比一般职业人群更易于遭受职业病危害和罹患职业病或者可能导致原有自身疾病病情加重,或者在从事作业过程中可能导致对他人生命健康构成危险,这种特殊的生理或者病理状态称为职业禁忌。

用人单位不得安排有职业禁忌的劳动者从事其所禁忌的作业。由于职业禁忌必须通过健康检查来发现,因此,用人单位不得安排未经上岗前职业健康检查的劳动者从事接触职业病危害的作业。否则,可能导致职业病危害事故的发生,造成生命和财产损失。

许多职业病危害因素与劳动者的健康损害具有剂量效应关系,如发现劳动者出现与从事的职业相关的健康损害,首先必须调离原岗位,以避免加重健康损害。同时,还应进行妥善安置,包括调换工种和岗位、医学观察、诊断、治疗和疗养等一系列措施.另外,为了保障劳动者获得离岗时健康检查的权益,避免用人单位逃避健康损害责任,禁止用人单位解除离岗前未进行职业健康检查的劳动者的劳动合同。

（6）职业健康检查机构

开展职业健康检查机构的资格条件包括：

① 必须是依法取得医疗执业资格的医疗卫生机构；

② 由省级以上卫生行政部门依照本法审查批准,具有职业健康检查的资格。

职业健康检查机构必须在省级以上卫生行政部门获准开展的职业健康检查项目范围内开展工作,不能超越许可范围工作。

3. 职业健康监护档案

职业健康监护档案是职业病诊断鉴定的重要依据之一,也是区分健康损害责任和进行职业病诊断鉴定的重要证据,因此,规范职业健康监护档案的内容、保存期限、保存责任人意义十分重大。

（1）职业健康监护档案应包括以下内容：

① 劳动者职业史、既往史和职业病危害接触史；

② 相应作业场所职业病危害因素监测结果,

③ 职业健康检查结果及处理情况；

④ 职业病诊疗等劳动者健康资料。

职业史是指劳动者工作经历,记录劳动者既往工作过的用人单位的起始时间和用人单位名称及从事工种、岗位。

职业病危害接触史是指劳动者从事职业病危害作业的工种、

岗位及其变动情况、接触工龄、接触职业病危害因素种类、强度或浓度等。

（2）劳动者有权查阅本人职业健康监护档案。

劳动者离开用人单位时，有权索取本人职业健康监护档案复印件，用人单位应当如实、无偿提供，并在所提供的复印件上签章。这是对用人单位提供职业健康监护档案义务的规定。用人单位为劳动者提供职业健康监护档案复印件时，不得刁难，不得弄虚作假，不得向劳动者收取任何费用（包括成本费）等。这就为劳动者进行健康损害鉴定、追究健康损害责任提供了证据保证。

思 考 题

1. 用人单位对劳动者有哪些职业病防治教育的义务？

2. 煤矿个体防护用品有哪些？

3. 职业危害警示标识有哪些？

4. 警示说明应包括哪些内容？

5. 职业健康检查有哪几类？

6. 职业健康监护档案主要有哪些内容？

第九章
煤矿职业病诊断与职业病人保障

第一节 煤矿职业病诊断

一、职业病诊断的医疗机构的选取

职业病诊断应该坚持便民的原则,即有利于患病劳动者方便、及时地得到职业病诊断。劳动者可以选择的职业病诊断机构主要包括以下两大类:

(1)用人单位所在地的职业病诊断机构。

若劳动者在工作期间发病,可及时由用人单位安排或自行前往当地的职业病诊断机构申请进行诊断,有利于劳动者得到及时诊断。在有些情况下,职业病诊断过程中,需要了解用人单位工作场所的职业病危害情况,由用人单位所在地的职业病诊断机构去用人单位进行调查取证比较方便。所以大多数职业病诊断都选择用人单位所在地的职业病诊断机构。

(2)劳动者本人户籍所在地或者经常居住地的职业病诊断机构。

当前我国劳动者流动就业情况比较突出,部分患者往往是在离开原用人单位时才发病,发病时劳动者已经回家或者到别的用人单位去工作了,在其他地方居住,这时其再回原来用人单位所在地的职业病诊断机构进行职业病诊断,既没必要,也不方便。

劳动者有在以上两类职业病诊断机构进行职业病诊断的自由,但是所选定的职业病诊断机构必须是经省、自治区、直辖市人民政府卫生行政部门批准,具有职业病诊断资格。

二、职业病诊断所需要的资料

(1)用人单位应提供的资料。用人单位应当如实提供职业病诊断、鉴定所需要的劳动者职业史和职业病接触史、工作场所职业病危害因素检测结果等资料。

(2)劳动者应当提供的资料。劳动者应当提供的资料包括劳动者掌握的劳动关系证明以及其他有关资料,如劳动合同、在用人单位领取工资的证明等。

(3)有关机构应当提供的资料。有关机构应当提供的资料包括安监部门掌握的工作场所职业病危害因素检测、评价资料,劳动保障行政部门掌握的用人单位的用工情况等。

三、职业病诊断鉴定

(1)当事人对职业病诊断有异议的,可以向作出诊断的医疗卫生机构所在地地方人民政府卫生行政部门申请鉴定。

(2)职业病诊断争议由设区的市级以上地方人民政府卫生行政部门根据当事人的申请,组织职业病诊断鉴定委员会进行鉴定。

（3）当事人对设区的市级职业病诊断鉴定委员会的鉴定结论不服的，可以向省、自治区、直辖市人民政府卫生行政部门申请再鉴定。

通常的职业病诊断鉴定流程如图 9-1 所示。

四、职业病诊断应综合分析的因素

（1）病人的职业病史中，即职业病病人从事过的职业及从业年限。

（2）职业病接触史和工作场所职业危害情况。

（3）临床表现及辅助检查结果等。

五、职业病诊断的程序

（1）承担职业病诊断的医疗卫生机构在进行职业病诊断时，应当组织三名以上取得职业病诊断资格的执业医师集体诊断。

（2）职业病诊断证明书由参与诊断的医师共同签署，不能只是由部分医师签署。

（3）经承担职业病诊断的医疗机构盖章。

上述三项内容同时满足，职业病诊断证明书才具有法律效力。

（1）职业病诊断机构不能够因为劳动者无法提供上述有关资料而拒绝受理职业病诊断鉴定申请。劳动者的劳动关系无法确认的，应通过劳动仲裁或诉讼确认劳动关系。

（2）职业病诊断、鉴定过程中，用人单位不提供工作场所职业病危害因素检测结果等资料的，诊断、鉴定机构应当结合劳动者的临床表现、辅助检查结果和劳动者的职业史、职业病危害接触史，并参考劳动者的自述、安全生产监督管理部门提供的日常监督检查信息等，作出职业病诊断、鉴定结论。

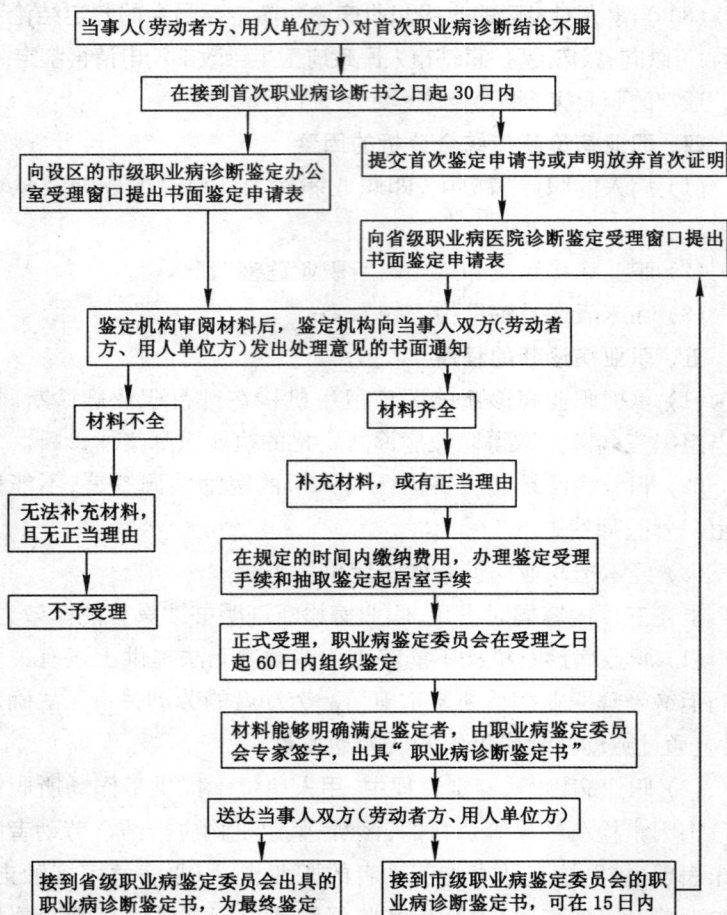

图 9-1 职业病诊断鉴定流程图

第二节　职业病病人保障

一、疑似职业病病人的保障

实践中,对有些职业病作出诊断需要较长的诊断观察时间,在医疗卫生机构疑诊为职业病而没有最后确诊前,患病人成为疑似职业病人。

用人单位应当及时安排对疑似职业病病人进行诊断;在疑似职业病病人诊断或者医学观察期间,不得解除或者终止与其订立的劳动合同。

疑似职业病病人在诊断、医学观察期间的费用,由用人单位承担。

1. 疑似职业病病人

通常情况下,有下列情况之一者,可视为疑似职业病病人:

(1)劳动者所患疾病或健康损害表现与其所接触的工作场所职业病危害因素的关系不能排除的。

(2)在同一作环境中,同时或短期内发生两例及以上健康损害表现相同或相似病例,病因不明确,又不能以常见病、传染病、地方病等群体性疾病解释的。

(3)同一工作环境中已经发现职业病病人,其他劳动者出现相似健康损害表现的。

(4)职业健康检查机构、职业病诊断机构根据职业病诊断标准,认为需要作进一步的检查、医学观察或诊断性治疗以明确诊断的。

(5)劳动者已出现职业病危害因素造成的健康损害表现,但未达到职业病诊断标准规定的诊断条件,而健康损害还可能继续发展的,如职业病诊断标准中规定的观察对象等。

2. 用人单位对疑似职业病病人的义务

首先,用人单位应当及时安排对疑似职业病病人进行诊断,及早确定劳动者是否罹患职业病以便于进行救治,不能为逃避责任而拒绝安排疑似职业病病人进行诊断。其次,用人单位在疑似职业病病人诊断或者医学观察期间,不得解除或者终止与其订立的劳动合同,这也是劳动合同法的明确要求。劳动合同是指劳动者与用人单位之间为确立劳动关系,明确双方权利和义务的协议,订立劳动合同,对于用人单位而言,是生产劳动过程所必要的条件;对劳动者而言,是参与劳动过程、获得劳动防护和劳动报酬的重要根据。疑似职业病病人因遭受职业病危害在健康、技能等方面会有一定程度的减弱,为防止用人单位在发现疑似职业病病人后寻找借口终止或者解除劳动合同,推卸责任,同时也为了保障疑似职业病病人在发病后的基本经济来源,禁止用人单位在疑似职业病病人诊断和医学观察期间解除或者终止劳动合同。

3. 诊断、医学观察期间的费用承担

疑似职业病病人诊断、医学观察期间的费用,由用人单位承担。疑似职业病病人诊断、医学观察期间的费用通常包括工作场所职业流行病学调查费用、健康损害体检费用、实验室检验费用、诊断性治疗费用及住院费等。由于疑似职业病病人并不能按照规定享受工伤保险待遇,上述费用无法按照工伤保险程序报销,所以需要由用人单位承担,以保障疑似职业病病人的应有权利,同时也有利于诊断和治疗的顺利进行。

二、确诊职业病病人的保障

职业病病人在长期的职业活动中为国家的经济建设作出了重要贡献,同时也因所从事的职业活动患职业病,许多人丧失了劳动能力,应当受到国家和社会的关爱,以解决他们的医疗救治和生活保障问题。

1. 职业病待遇

(1)用人单位应当保障职业病病人依法享受国家规定的职业病待遇。

职业病待遇相比工伤保险待遇而言,内容更为宽泛,劳动者被确诊为职业病后,除经过工伤认定享受相应的工伤保险待遇外,还享受一系列的权利和待遇。

(2)用人单位应当按照国家有关规定,安排职业病病人进行治疗、康复和定期检查。

由于相当一部分职业病的治疗需要较长的过程,许多职业病还具有不可逆性,其后续的治疗和康复涉及的费用等问题,需要由用人单位予以承担。职业病康复是从体能上、心理上启发并训练患病者对工作与就业岗位的积极心态和正确的自我价值认识。康复包括医学康复、教育康复、职业康复。

(3)用人单位对不适宜继续从事原工作的职业病病人,应当调离原岗位,并妥善安置。

职业病病人在原有岗位上因遭受职业病危害,已经被诊断为职业病的,如果继续从事原工作,可能会加剧病情,不利于劳动者的健康保护;用人单位不得强令职业病病人继续从事接触职业病危害的作业,对于不适宜继续从事原工作的这部分职业病病人,用人单位要将其调离原岗位,防止其继续遭受危害,同时要予以妥善安置。

(4) 对从事接触职业病危害作业的劳动者,应当给予适当岗位津贴。

在经济上给予从事接触职业病危害的作业的劳动者以必要的补偿,是由职业病危害岗位的具体性质所决定的。岗位津贴不是一般意义上的工资,而是在普通工资的基础上,针对存在职业病危害因素的岗位而提供具有特殊补偿性质的劳务报酬。从事接触职业病危害的作业,相比普通岗位而言患病的风险和几率都比较大,劳动者本人为此承担的精神压力和因自我防护采取措施的成本也较大,给予适当的岗位津贴,可以在一定程度上对这部分劳动者进行补偿。

2. 职业病人的工伤保险待遇

职业病病人的诊疗、康复费用,伤残以及丧失劳动能力的职业病病人的社会保障,按照国家有关工伤保险的规定执行。

工伤保险是对因工伤亡者全过程的保障,包括工伤医疗(如医药、诊治、手术费用),工伤生活待遇(如长期生活费补贴、工伤残疾补助金、丧葬补贴、遗属抚恤金),以及工伤康复费用和转业培训费用等。工伤保险的待遇较养老和失业保险的都要高,相对于失业保险和养老保险,工伤保险除了保障基本生活、失业后的生活保障外,还可以根据伤残情况补偿因工受伤的经济损失。享受工伤保险待遇不受年龄、工龄条件的限制,凡是因工伤残的均予以相应待遇。在缴纳保险费方面,用人单位单方缴纳保险费,与其他社会保险项目需要用人单位和劳动者共同负担有所不同。将职业病纳入工伤范畴,可以有效地保障职业病病人的医疗和生活。

(1)工伤医疗待遇。职业病病人在治疗过程中,享受工伤医疗待遇,所需费用符合工伤保险诊疗项目目录、工伤保险药品目录、工伤保险住院服务标准的,从工伤保险基金支付;住院治疗的伙食补助费,以及经医疗机构出具证明,报经办机构同意,到统筹地区以外就医所需的交通、食宿费用从工伤保险基金支付。需要指出的是,作出认定为工伤的决定后发生行政复议、行政诉讼的,复议和诉讼期间不停止支付职业病病人的医疗费用。

(2)留薪待遇。职业病病人需要暂停工作接受工伤医疗的,在停工留薪期内,享受正常工作期间标准的工资福利,由所在单位按月支付;停工留薪期一般不超过 12 个月。伤情严重或者情况特殊,经设区的市级劳动能力鉴定委员会确认,可以适当延长,但延长不得超过 12 个月。工伤职工评定伤残等级后,停发原待遇:按照有关规定享受伤残待遇。在停工留薪期满后仍需治疗的,继续享受工伤医疗待遇。生活不能自理的,在停工留薪期需要护理的,由所在单位负责。

(3)伤残待遇。职业病病人经过劳动能力鉴定,根据劳动功能障碍程度和生活自理障碍程度被确定为相应的伤残等级后,按照不同的等级享受对应的伤残待遇:

① 被鉴定为一级至四级伤残的,保留劳动关系,退出工作岗位,领取一次性伤残补助金,并按月领取伤残津贴;达到退休年龄并办理退休手续后,停止领取伤残津贴,按照国家有关规定享受基本养老保险待遇。基本养老保险待遇低于伤残津贴的,由工伤保险基金补足差额。

② 被鉴定为五级、六级伤残的,领取一次性伤残补助金,保留与用人单位的劳动关系,由用人单位安排适当工作。难以安排工作的,由用人单位按月发给伤残津贴,并由用人单位按照规定为其缴纳各项社会保险费。经职业病病人提出,可以与用人单位解除或者终止劳动关系,领取一次性工伤医疗补助金,并由用人单位支付一次性伤残就业补助金。

③ 被鉴定为七级至十级伤残的,领取一次性伤残补助金;劳动、聘用合同期满终止,或者职业病病人提出解除劳动、聘用合同的,由工伤保险基金支付一次性工伤医疗补助金,并由用人单位支付一次性伤残就业补助金。一次性伤残补助金和伤残津贴的标准根据不同的伤残等级执行不同的标准。

3. 职业病人的民事赔偿权利

职业病病人除依法享有工伤保险外,依照有关民事法律,尚有获得赔偿的权利的,有权向用人单位提出赔偿要求。

在实际中,有的职业病病人遭受了很严重的职业病危害,病期长达数年甚至更长,职业病病人因而丧失劳动能力,且生活也有不少困难,职业病危害对职业病病人造成的损害已经超出了工伤保险所能够保障的范围。有的用人单位还存在违章指挥、玩忽职守、不讲科学冒险蛮干的行为,对劳动者患职业病存在过错。因此,职业病病人除依法享有工伤保险外,还可以根据民事法律向用人单位提出赔偿要求。受伤害的职工,在获得工伤保险补偿后,可以就未获得补偿的部分再向所属用人单位提出赔偿主张。职业病病人向用人单位提出民事赔偿请求,遭受拒绝的,可以向人民法院起诉。

4. 用人单位不参加工伤保险的责任

劳动者被诊断患有职业病,但用人单位没有依法参加工伤保险的,其医疗和生活保障由该用人单位承担。

实践中,一部分用人单位为了降低用工成本,逃避社会责任,不依法参加工伤保险,这些单位的劳动者患职业病的,无法通过工伤保险途径享受相应的待遇。在这种情况下用人单位应当承担职业病病人的医疗和生活保障。医疗和生活保障的具体标准,应当比照《职业病防治法》和工伤保险规定的有关待遇标准执行。如果用人单位不支付工伤医疗保险费用,社会保险经办机构应当根据实际情况替用人单位先行支付,以免影响职业病病人的治疗。社会保险经办机构再依法向用人单位追偿。

5. 用人单位发生变化时职业病人的保障

职业病病人变动工作单位,其依法享有的待遇不变。用人单位在发生分立、合并、解散、破产等情形时,应当对从事接触职业病危害的作业的劳动者进行健康检查,并按照国家有关规定妥善安置职业病病人。

用人单位发生变更前就应按照国家有关规定妥善安置职业病

病人。如继续安排好对职业病病人的诊断、治疗、康复,使职业病病人获得应有的生活保障等。此外,还应按照公司企业管理的有关规定对职业病病人的工作、生活等进行合理安排。如根据工伤保险的规定,用人单位分立、合并、转让的,继承单位应当承担原用人单位的工伤保险责任,原用人单位已经参加工伤保险的,继承单位应当到当地经办机构办理工伤保险的变更登记,企业破产的,在破产清算时依法拨付应当由用人单位支付的工伤保险待遇费用。职业病病人依法享受的职业病待遇不应受工作岗位变动和用人单位变更和消失的影响。

6. 职业病人的救助

用人单位已经不存在或者无法确认劳动关系的职业病病人,可以向地方人民政府民政部门申请医疗救助和生活等方面的救助。

地方各级人民政府应当根据本地区的实际情况,采取其他措施,使职业病病人获得医疗救治。

根据现有的社会保障体系,对于用人单位已经不存在或者无法确认劳动关系的职业病患者,已经参加基本医疗保险、基本养老保险等社会保险的,可以按照有关规定享受医疗、养老保险待遇,在一定程度上解决他们医疗和生活等方面的困难。但是,由于职业病患者的情况比较特殊,其治疗不同于其他普通疾病的治疗,所需的花费较高,且职业病患者因患病影响了劳动能力,有的甚至丧失劳动能力,其生活比一般的患病人员更为困难,基本医疗和养老保险待遇可能无法满足这部分职业病病人的医疗和生活需要,因此,有必要将其纳入社会救助的范畴,即用人单位已经不存在或无法确认劳动关系的职业病病人可以向地方人民政府民政部门申请医疗和生活等方面的救助。目前的社会救助主要包括城市低保制度、农村低保制度、城乡医疗救助制度、临时救济制度、社会互助制度等内容,符合条件的职业病病人,可以获得相应的社会救助。

地方各级人民政府还应当采取除医疗和生活救助以外的其他措施对这部分职业病病人进行救治,因地制宜地解决好这部分职业病病人的医疗保障问题,保证此类职业病病人获得社会救助。

【案例9-1】　1997年,胡某某到A煤矿做采煤工,2002年1月4日,A煤矿发生瓦斯爆炸造成胡某某等人受伤,胡某某治疗终结后即在家务农。2006年3月,胡某某又到B煤矿做采煤工。2008年6月2日,胡某某被重庆市职业病防治医院诊断为Ⅲ期尘肺病;2008年9月8日,垫江县劳动和社会保障局认定胡某某所患职业病为工伤;2008年10月12日,垫江县劳动能力鉴定委员会鉴定胡某某为三级伤残。胡某某对A煤矿和B煤矿提起了诉讼。胡某某的Ⅲ期尘肺病虽然是在B煤矿工作时确诊的,但是尘肺病的形成是多年的煤矿井下接尘史造成的,是长年累积的结果,不是短时间能造成的,况且A煤矿也未提供证据证明胡某某的尘肺病与其无关。因此根据公平原则,胡某某的工伤待遇应由B煤矿和A煤矿按照胡某某在其单位工作的时间进行分担。法院判决,赔偿胡某某共计213 752.51元,由垫江县新民镇B煤矿支付71 250.84元,由垫江县新民镇A煤矿支付142 501.67元。

煤矿职业病防治培训教材

思 考 题

1. 劳动者可选取哪些职业病医疗机构进行职业病诊断？
2. 职业病诊断需要哪些资料？
3. 确诊职业病人应享受哪些生活保障？
4. 用人单位发生变化时职业病人的保障有何变化？

附　录

附录一　中华人民共和国职业病防治法

(2001 年 10 月 27 日第九届全国人民代表大会常务委员会第二十四次会议通过 根据 2011 年 12 月 31 日第十一届全国人民代表大会常务委员会第二十四次会议《关于修改〈中华人民共和国职业病防治法〉的决定》修正)

第一章　总　　则

第一条　为了预防、控制和消除职业病危害,防治职业病,保护劳动者健康及其相关权益,促进经济社会发展,根据宪法,制定本法。

第二条　本法适用于中华人民共和国领域内的职业病防治活动。

本法所称职业病,是指企业、事业单位和个体经济组织等用人单位的劳动者在职业活动中,因接触粉尘、放射性物质和其他有毒、有害因素而引起的疾病。

职业病的分类和目录由国务院卫生行政部门会同国务院安全生产监督管理部门、劳动保障行政部门制定、调整并公布。

第三条　职业病防治工作坚持预防为主、防治结合的方针,建立用人单位负责、行政机关监管、行业自律、职工参与和社会监督的机制,实行分类管理、综合治理。

第四条　劳动者依法享有职业卫生保护的权利。

用人单位应当为劳动者创造符合国家职业卫生标准和卫生要求的工作环境和条件,并采取措施保障劳动者获得职业卫生保护。

工会组织依法对职业病防治工作进行监督,维护劳动者的合法权益。用人单位制定或者修改有关职业病防治的规章制度,应当听取工会组织的意见。

第五条　用人单位应当建立、健全职业病防治责任制,加强对职业病防治的管理,提高职业病防治水平,对本单位产生的职业病危害承担责任。

第六条　用人单位的主要负责人对本单位的职业病防治工作全面负责。

第七条　用人单位必须依法参加工伤保险。

国务院和县级以上地方人民政府劳动保障行政部门应当加强

对工伤保险的监督管理,确保劳动者依法享受工伤保险待遇。

第八条　国家鼓励和支持研制、开发、推广、应用有利于职业病防治和保护劳动者健康的新技术、新工艺、新设备、新材料,加强对职业病的机理和发生规律的基础研究,提高职业病防治科学技术水平;积极采用有效的职业病防治技术、工艺、设备、材料;限制使用或者淘汰职业病危害严重的技术、工艺、设备、材料。

国家鼓励和支持职业病医疗康复机构的建设。

第九条　国家实行职业卫生监督制度。

国务院安全生产监督管理部门、卫生行政部门、劳动保障行政部门依照本法和国务院确定的职责,负责全国职业病防治的监督管理工作。国务院有关部门在各自的职责范围内负责职业病防治的有关监督管理工作。

县级以上地方人民政府安全生产监督管理部门、卫生行政部门、劳动保障行政部门依据各自职责,负责本行政区域内职业病防治的监督管理工作。县级以上地方人民政府有关部门在各自的职责范围内负责职业病防治的有关监督管理工作。

县级以上人民政府安全生产监督管理部门、卫生行政部门、劳动保障行政部门(以下统称职业卫生监督管理部门)应当加强沟通,密切配合,按照各自职责分工,依法行使职权,承担责任。

第十条　国务院和县级以上地方人民政府应当制定职业病防治规划,将其纳入国民经济和社会发展计划,并组织实施。

县级以上地方人民政府统一负责、领导、组织、协调本行政区域的职业病防治工作,建立健全职业病防治工作体制、机制,统一领导、指挥职业卫生突发事件应对工作;加强职业病防治能力建设和服务体系建设,完善、落实职业病防治工作责任制。

乡、民族乡、镇的人民政府应当认真执行本法,支持职业卫生监督管理部门依法履行职责。

第十一条 县级以上人民政府职业卫生监督管理部门应当加强对职业病防治的宣传教育,普及职业病防治的知识,增强用人单位的职业病防治观念,提高劳动者的职业健康意识、自我保护意识和行使职业卫生保护权利的能力。

第十二条 有关防治职业病的国家职业卫生标准,由国务院卫生行政部门组织制定并公布。

国务院卫生行政部门应当组织开展重点职业病监测和专项调查,对职业健康风险进行评估,为制定职业卫生标准和职业病防治政策提供科学依据。

县级以上地方人民政府卫生行政部门应当定期对本行政区域的职业病防治情况进行统计和调查分析。

第十三条 任何单位和个人有权对违反本法的行为进行检举和控告。有关部门收到相关的检举和控告后,应当及时处理。

对防治职业病成绩显著的单位和个人,给予奖励。

第二章 前 期 预 防

第十四条 用人单位应当依照法律、法规要求,严格遵守国家职业卫生标准,落实职业病预防措施,从源头上控制和消除职业病危害。

第十五条 产生职业病危害的用人单位的设立除应当符合法律、行政法规规定的设立条件外,其工作场所还应当符合下列职业卫生要求:

(一)职业病危害因素的强度或者浓度符合国家职业卫生

标准；

（二）有与职业病危害防护相适应的设施；

（三）生产布局合理，符合有害与无害作业分开的原则；

（四）有配套的更衣间、洗浴间、孕妇休息间等卫生设施；

（五）设备、工具、用具等设施符合保护劳动者生理、心理健康的要求；

（六）法律、行政法规和国务院卫生行政部门、安全生产监督管理部门关于保护劳动者健康的其他要求。

第十六条　国家建立职业病危害项目申报制度。

用人单位工作场所存在职业病目录所列职业病的危害因素的，应当及时、如实向所在地安全生产监督管理部门申报危害项目，接受监督。

职业病危害因素分类目录由国务院卫生行政部门会同国务院安全生产监督管理部门制定、调整并公布。职业病危害项目申报的具体办法由国务院安全生产监督管理部门制定。

第十七条　新建、扩建、改建建设项目和技术改造、技术引进项目（以下统称建设项目）可能产生职业病危害的，建设单位在可行性论证阶段应当向安全生产监督管理部门提交职业病危害预评价报告。安全生产监督管理部门应当自收到职业病危害预评价报告之日起三十日内，作出审核决定并书面通知建设单位。未提交预评价报告或者预评价报告未经安全生产监督管理部门审核同意的，有关部门不得批准该建设项目。

职业病危害预评价报告应当对建设项目可能产生的职业病危害因素及其对工作场所和劳动者健康的影响作出评价，确定危害类别和职业病防护措施。

建设项目职业病危害分类管理办法由国务院安全生产监督管理部门制定。

第十八条　建设项目的职业病防护设施所需费用应当纳入建设项目工程预算,并与主体工程同时设计,同时施工,同时投入生产和使用。

职业病危害严重的建设项目的防护设施设计,应当经安全生产监督管理部门审查,符合国家职业卫生标准和卫生要求的,方可施工。

建设项目在竣工验收前,建设单位应当进行职业病危害控制效果评价。建设项目竣工验收时,其职业病防护设施经安全生产监督管理部门验收合格后,方可投入正式生产和使用。

第十九条　职业病危害预评价、职业病危害控制效果评价由依法设立的取得国务院安全生产监督管理部门或者设区的市级以上地方人民政府安全生产监督管理部门按照职责分工给予资质认可的职业卫生技术服务机构进行。职业卫生技术服务机构所作评价应当客观、真实。

第二十条　国家对从事放射性、高毒、高危粉尘等作业实行特殊管理。具体管理办法由国务院制定。

第三章　劳动过程中的防护与管理

第二十一条　用人单位应当采取下列职业病防治管理措施:

(一)设置或者指定职业卫生管理机构或者组织,配备专职或者兼职的职业卫生管理人员,负责本单位的职业病防治工作;

(二)制定职业病防治计划和实施方案;

(三)建立、健全职业卫生管理制度和操作规程;

（四）建立、健全职业卫生档案和劳动者健康监护档案；

（五）建立、健全工作场所职业病危害因素监测及评价制度；

（六）建立、健全职业病危害事故应急救援预案。

第二十二条　用人单位应当保障职业病防治所需的资金投入，不得挤占、挪用，并对因资金投入不足导致的后果承担责任。

第二十三条　用人单位必须采用有效的职业病防护设施，并为劳动者提供个人使用的职业病防护用品。

用人单位为劳动者个人提供的职业病防护用品必须符合防治职业病的要求；不符合要求的，不得使用。

第二十四条　用人单位应当优先采用有利于防治职业病和保护劳动者健康的新技术、新工艺、新设备、新材料，逐步替代职业病危害严重的技术、工艺、设备、材料。

第二十五条　产生职业病危害的用人单位，应当在醒目位置设置公告栏，公布有关职业病防治的规章制度、操作规程、职业病危害事故应急救援措施和工作场所职业病危害因素检测结果。

对产生严重职业病危害的作业岗位，应当在其醒目位置，设置警示标识和中文警示说明。警示说明应当载明产生职业病危害的种类、后果、预防以及应急救治措施等内容。

第二十六条　对可能发生急性职业损伤的有毒、有害工作场所，用人单位应当设置报警装置，配置现场急救用品、冲洗设备、应急撤离通道和必要的泄险区。

对放射工作场所和放射性同位素的运输、贮存，用人单位必须配置防护设备和报警装置，保证接触放射线的工作人员佩戴个人剂量计。

对职业病防护设备、应急救援设施和个人使用的职业病防护用品,用人单位应当进行经常性的维护、检修,定期检测其性能和效果,确保其处于正常状态,不得擅自拆除或者停止使用。

第二十七条 用人单位应当实施由专人负责的职业病危害因素日常监测,并确保监测系统处于正常运行状态。

用人单位应当按照国务院安全生产监督管理部门的规定,定期对工作场所进行职业病危害因素检测、评价。检测、评价结果存入用人单位职业卫生档案,定期向所在地安全生产监督管理部门报告并向劳动者公布。

职业病危害因素检测、评价由依法设立的取得国务院安全生产监督管理部门或者设区的市级以上地方人民政府安全生产监督管理部门按照职责分工给予资质认可的职业卫生技术服务机构进行。职业卫生技术服务机构所作检测、评价应当客观、真实。

发现工作场所职业病危害因素不符合国家职业卫生标准和卫生要求时,用人单位应当立即采取相应治理措施,仍然达不到国家职业卫生标准和卫生要求的,必须停止存在职业病危害因素的作业;职业病危害因素经治理后,符合国家职业卫生标准和卫生要求的,方可重新作业。

第二十八条 职业卫生技术服务机构依法从事职业病危害因素检测、评价工作,接受安全生产监督管理部门的监督检查。安全生产监督管理部门应当依法履行监督职责。

第二十九条 向用人单位提供可能产生职业病危害的设备的,应当提供中文说明书,并在设备的醒目位置设置警示标识和中文警示说明。警示说明应当载明设备性能、可能产生的职业病危害、安全操作和维护注意事项、职业病防护以及应急救治措施等内容。

　　第三十条　向用人单位提供可能产生职业病危害的化学品、放射性同位素和含有放射性物质的材料的,应当提供中文说明书。说明书应当载明产品特性、主要成分、存在的有害因素、可能产生的危害后果、安全使用注意事项、职业病防护以及应急救治措施等内容。产品包装应当有醒目的警示标识和中文警示说明。贮存上述材料的场所应当在规定的部位设置危险物品标识或者放射性警示标识。

　　国内首次使用或者首次进口与职业病危害有关的化学材料,使用单位或者进口单位按照国家规定经国务院有关部门批准后,应当向国务院卫生行政部门、安全生产监督管理部门报送该化学材料的毒性鉴定以及经有关部门登记注册或者批准进口的文件等资料。

　　进口放射性同位素、射线装置和含有放射性物质的物品的,按照国家有关规定办理。

　　第三十一条　任何单位和个人不得生产、经营、进口和使用国家明令禁止使用的可能产生职业病危害的设备或者材料。

　　第三十二条　任何单位和个人不得将产生职业病危害的作业转移给不具备职业病防护条件的单位和个人。不具备职业病防护条件的单位和个人不得接受产生职业病危害的作业。

　　第三十三条　用人单位对采用的技术、工艺、设备、材料,应当知悉其产生的职业病危害,对有职业病危害的技术、工艺、设备、材料隐瞒其危害而采用的,对所造成的职业病危害后果承担责任。

　　第三十四条　用人单位与劳动者订立劳动合同(含聘用合同,下同)时,应当将工作过程中可能产生的职业病危害及其后果、职业病防护措施和待遇等如实告知劳动者,并在劳动合同中写明,不得隐瞒或者欺骗。

劳动者在已订立劳动合同期间因工作岗位或者工作内容变更,从事与所订立劳动合同中未告知的存在职业病危害的作业时,用人单位应当依照前款规定,向劳动者履行如实告知的义务,并协商变更原劳动合同相关条款。

用人单位违反前两款规定的,劳动者有权拒绝从事存在职业病危害的作业,用人单位不得因此解除与劳动者所订立的劳动合同。

第三十五条 用人单位的主要负责人和职业卫生管理人员应当接受职业卫生培训,遵守职业病防治法律、法规,依法组织本单位的职业病防治工作。

用人单位应当对劳动者进行上岗前的职业卫生培训和在岗期间的定期职业卫生培训,普及职业卫生知识,督促劳动者遵守职业病防治法律、法规、规章和操作规程,指导劳动者正确使用职业病防护设备和个人使用的职业病防护用品。

劳动者应当学习和掌握相关的职业卫生知识,增强职业病防范意识,遵守职业病防治法律、法规、规章和操作规程,正确使用、维护职业病防护设备和个人使用的职业病防护用品,发现职业病危害事故隐患应当及时报告。

劳动者不履行前款规定义务的,用人单位应当对其进行教育。

第三十六条 对从事接触职业病危害的作业的劳动者,用人单位应当按照国务院安全生产监督管理部门、卫生行政部门的规定组织上岗前、在岗期间和离岗时的职业健康检查,并将检查结果书面告知劳动者。职业健康检查费用由用人单位承担。

用人单位不得安排未经上岗前职业健康检查的劳动者从事接

触职业病危害的作业;不得安排有职业禁忌的劳动者从事其所禁忌的作业;对在职业健康检查中发现有与所从事的职业相关的健康损害的劳动者,应当调离原工作岗位,并妥善安置;对未进行离岗前职业健康检查的劳动者不得解除或者终止与其订立的劳动合同。

职业健康检查应当由省级以上人民政府卫生行政部门批准的医疗卫生机构承担。

第三十七条　用人单位应当为劳动者建立职业健康监护档案,并按照规定的期限妥善保存。

职业健康监护档案应当包括劳动者的职业史、职业病危害接触史、职业健康检查结果和职业病诊疗等有关个人健康资料。

劳动者离开用人单位时,有权索取本人职业健康监护档案复印件,用人单位应当如实、无偿提供,并在所提供的复印件上签章。

第三十八条　发生或者可能发生急性职业病危害事故时,用人单位应当立即采取应急救援和控制措施,并及时报告所在地安全生产监督管理部门和有关部门。安全生产监督管理部门接到报告后,应当及时会同有关部门组织调查处理;必要时,可以采取临时控制措施。卫生行政部门应当组织做好医疗救治工作。

对遭受或者可能遭受急性职业病危害的劳动者,用人单位应当及时组织救治、进行健康检查和医学观察,所需费用由用人单位承担。

第三十九条　用人单位不得安排未成年工从事接触职业病危害的作业;不得安排孕期、哺乳期的女职工从事对本人和胎儿、婴儿有危害的作业。

第四十条　劳动者享有下列职业卫生保护权利:

（一）获得职业卫生教育、培训；

（二）获得职业健康检查、职业病诊疗、康复等职业病防治服务；

（三）了解工作场所产生或者可能产生的职业病危害因素、危害后果和应当采取的职业病防护措施；

（四）要求用人单位提供符合防治职业病要求的职业病防护设施和个人使用的职业病防护用品，改善工作条件；

（五）对违反职业病防治法律、法规以及危及生命健康的行为提出批评、检举和控告；

（六）拒绝违章指挥和强令进行没有职业病防护措施的作业；

（七）参与用人单位职业卫生工作的民主管理，对职业病防治工作提出意见和建议。

用人单位应当保障劳动者行使前款所列权利。因劳动者依法行使正当权利而降低其工资、福利等待遇或者解除、终止与其订立的劳动合同的，其行为无效。

第四十一条 工会组织应当督促并协助用人单位开展职业卫生宣传教育和培训，有权对用人单位的职业病防治工作提出意见和建议，依法代表劳动者与用人单位签订劳动安全卫生专项集体合同，与用人单位就劳动者反映的有关职业病防治的问题进行协调并督促解决。

工会组织对用人单位违反职业病防治法律、法规，侵犯劳动者合法权益的行为，有权要求纠正；产生严重职业病危害时，有权要求采取防护措施，或者向政府有关部门建议采取强制性措施；发生职业病危害事故时，有权参与事故调查处理；发现危及劳动者生命健康的情形时，有权向用人单位建议组织劳动者撤离危险现场，用人单位应当立即作出处理。

　　第四十二条　用人单位按照职业病防治要求,用于预防和治理职业病危害、工作场所卫生检测、健康监护和职业卫生培训等费用,按照国家有关规定,在生产成本中据实列支。

　　第四十三条　职业卫生监督管理部门应当按照职责分工,加强对用人单位落实职业病防护管理措施情况的监督检查,依法行使职权,承担责任。

第四章　职业病诊断与职业病病人保障

　　第四十四条　医疗卫生机构承担职业病诊断,应当经省、自治区、直辖市人民政府卫生行政部门批准。省、自治区、直辖市人民政府卫生行政部门应当向社会公布本行政区域内承担职业病诊断的医疗卫生机构的名单。

　　承担职业病诊断的医疗卫生机构应当具备下列条件:

　　(一)持有《医疗机构执业许可证》;

　　(二)具有与开展职业病诊断相适应的医疗卫生技术人员;

　　(三)具有与开展职业病诊断相适应的仪器、设备;

　　(四)具有健全的职业病诊断质量管理制度。

　　承担职业病诊断的医疗卫生机构不得拒绝劳动者进行职业病诊断的要求。

　　第四十五条　劳动者可以在用人单位所在地、本人户籍所在地或者经常居住地依法承担职业病诊断的医疗卫生机构进行职业病诊断。

　　第四十六条　职业病诊断标准和职业病诊断、鉴定办法由国务院卫生行政部门制定。职业病伤残等级的鉴定办法由国务院劳动保障行政部门会同国务院卫生行政部门制定。

第四十七条 职业病诊断,应当综合分析下列因素:

(一)病人的职业史;

(二)职业病危害接触史和工作场所职业病危害因素情况;

(三)临床表现以及辅助检查结果等。

没有证据否定职业病危害因素与病人临床表现之间的必然联系的,应当诊断为职业病。

承担职业病诊断的医疗卫生机构在进行职业病诊断时,应当组织三名以上取得职业病诊断资格的执业医师集体诊断。

职业病诊断证明书应当由参与诊断的医师共同签署,并经承担职业病诊断的医疗卫生机构审核盖章。

第四十八条 用人单位应当如实提供职业病诊断、鉴定所需的劳动者职业史和职业病危害接触史、工作场所职业病危害因素检测结果等资料;安全生产监督管理部门应当监督检查和督促用人单位提供上述资料;劳动者和有关机构也应当提供与职业病诊断、鉴定有关的资料。

职业病诊断、鉴定机构需要了解工作场所职业病危害因素情况时,可以对工作场所进行现场调查,也可以向安全生产监督管理部门提出,安全生产监督管理部门应当在十日内组织现场调查。用人单位不得拒绝、阻挠。

第四十九条 职业病诊断、鉴定过程中,用人单位不提供工作场所职业病危害因素检测结果等资料的,诊断、鉴定机构应当结合劳动者的临床表现、辅助检查结果和劳动者的职业史、职业病危害接触史,并参考劳动者的自述、安全生产监督管理部门提供的日常监督检查信息等,作出职业病诊断、鉴定结论。

劳动者对用人单位提供的工作场所职业病危害因素检测结果
等资料有异议,或者因劳动者的用人单位解散、破产,无用人单位
提供上述资料的,诊断、鉴定机构应当提请安全生产监督管理部门
进行调查,安全生产监督管理部门应当自接到申请之日起三十日
内对存在异议的资料或者工作场所职业病危害因素情况作出判
定;有关部门应当配合。

第五十条 职业病诊断、鉴定过程中,在确认劳动者职业史、
职业病危害接触史时,当事人对劳动关系、工种、工作岗位或者在
岗时间有争议的,可以向当地的劳动人事争议仲裁委员会申请仲
裁;接到申请的劳动人事争议仲裁委员会应当受理,并在三十日内
作出裁决。

当事人在仲裁过程中对自己提出的主张,有责任提供证据。
劳动者无法提供由用人单位掌握管理的与仲裁主张有关的证据
的,仲裁庭应当要求用人单位在指定期限内提供;用人单位在指定
期限内不提供的,应当承担不利后果。

劳动者对仲裁裁决不服的,可以依法向人民法院提起诉讼。

用人单位对仲裁裁决不服的,可以在职业病诊断、鉴定程序结
束之日起十五日内依法向人民法院提起诉讼;诉讼期间,劳动者的
治疗费用按照职业病待遇规定的途径支付。

第五十一条 用人单位和医疗卫生机构发现职业病病人或者
疑似职业病病人时,应当及时向所在地卫生行政部门和安全生产
监督管理部门报告。确诊为职业病的,用人单位还应当向所在地
劳动保障行政部门报告。接到报告的部门应当依法作出处理。

第五十二条 县级以上地方人民政府卫生行政部门负责本行
政区域内的职业病统计报告的管理工作,并按照规定上报。

第五十三条 当事人对职业病诊断有异议的,可以向作出诊断的医疗卫生机构所在地地方人民政府卫生行政部门申请鉴定。

职业病诊断争议由设区的市级以上地方人民政府卫生行政部门根据当事人的申请,组织职业病诊断鉴定委员会进行鉴定。

当事人对设区的市级职业病诊断鉴定委员会的鉴定结论不服的,可以向省、自治区、直辖市人民政府卫生行政部门申请再鉴定。

第五十四条 职业病诊断鉴定委员会由相关专业的专家组成。

省、自治区、直辖市人民政府卫生行政部门应当设立相关的专家库,需要对职业病争议作出诊断鉴定时,由当事人或者当事人委托有关卫生行政部门从专家库中以随机抽取的方式确定参加诊断鉴定委员会的专家。

职业病诊断鉴定委员会应当按照国务院卫生行政部门颁布的职业病诊断标准和职业病诊断、鉴定办法进行职业病诊断鉴定,向当事人出具职业病诊断鉴定书。职业病诊断、鉴定费用由用人单位承担。

第五十五条 职业病诊断鉴定委员会组成人员应当遵守职业道德,客观、公正地进行诊断鉴定,并承担相应的责任。职业病诊断鉴定委员会组成人员不得私下接触当事人,不得收受当事人的财物或者其他好处,与当事人有利害关系的,应当回避。

人民法院受理有关案件需要进行职业病鉴定时,应当从省、自治区、直辖市人民政府卫生行政部门依法设立的相关的专家库中选取参加鉴定的专家。

第五十六条 医疗卫生机构发现疑似职业病病人时,应当告知劳动者本人并及时通知用人单位。

用人单位应当及时安排对疑似职业病病人进行诊断；在疑似职业病病人诊断或者医学观察期间，不得解除或者终止与其订立的劳动合同。

疑似职业病病人在诊断、医学观察期间的费用，由用人单位承担。

第五十七条　用人单位应当保障职业病病人依法享受国家规定的职业病待遇。

用人单位应当按照国家有关规定，安排职业病病人进行治疗、康复和定期检查。

用人单位对不适宜继续从事原工作的职业病病人，应当调离原岗位，并妥善安置。

用人单位对从事接触职业病危害的作业的劳动者，应当给予适当岗位津贴。

第五十八条　职业病病人的诊疗、康复费用，伤残以及丧失劳动能力的职业病病人的社会保障，按照国家有关工伤保险的规定执行。

第五十九条　职业病病人除依法享有工伤保险外，依照有关民事法律，尚有获得赔偿的权利的，有权向用人单位提出赔偿要求。

第六十条　劳动者被诊断患有职业病，但用人单位没有依法参加工伤保险的，其医疗和生活保障由该用人单位承担。

第六十一条　职业病病人变动工作单位，其依法享有的待遇不变。

用人单位在发生分立、合并、解散、破产等情形时，应当对从事接触职业病危害的作业的劳动者进行健康检查，并按照国家有关规定妥善安置职业病病人。

第六十二条 用人单位已经不存在或者无法确认劳动关系的职业病病人，可以向地方人民政府民政部门申请医疗救助和生活等方面的救助。

地方各级人民政府应当根据本地区的实际情况，采取其他措施，使前款规定的职业病病人获得医疗救治。

第五章 监 督 检 查

第六十三条 县级以上人民政府职业卫生监督管理部门依照职业病防治法律、法规、国家职业卫生标准和卫生要求，依据职责划分，对职业病防治工作进行监督检查。

第六十四条 安全生产监督管理部门履行监督检查职责时，有权采取下列措施：

（一）进入被检查单位和职业病危害现场，了解情况，调查取证；

（二）查阅或者复制与违反职业病防治法律、法规的行为有关的资料和采集样品；

（三）责令违反职业病防治法律、法规的单位和个人停止违法行为。

第六十五条 发生职业病危害事故或者有证据证明危害状态可能导致职业病危害事故发生时，安全生产监督管理部门可以采取下列临时控制措施：

（一）责令暂停导致职业病危害事故的作业；

（二）封存造成职业病危害事故或者可能导致职业病危害事故发生的材料和设备；

（三）组织控制职业病危害事故现场。

在职业病危害事故或者危害状态得到有效控制后,安全生产监督管理部门应当及时解除控制措施。

第六十六条　职业卫生监督执法人员依法执行职务时,应当出示监督执法证件。

职业卫生监督执法人员应当忠于职守,秉公执法,严格遵守执法规范;涉及用人单位的秘密的,应当为其保密。

第六十七条　职业卫生监督执法人员依法执行职务时,被检查单位应当接受检查并予以支持配合,不得拒绝和阻碍。

第六十八条　安全生产监督管理部门及其职业卫生监督执法人员履行职责时,不得有下列行为:

（一）对不符合法定条件的,发给建设项目有关证明文件、资质证明文件或者予以批准;

（二）对已经取得有关证明文件的,不履行监督检查职责;

（三）发现用人单位存在职业病危害的,可能造成职业病危害事故,不及时依法采取控制措施;

（四）其他违反本法的行为。

第六十九条　职业卫生监督执法人员应当依法经过资格认定。

职业卫生监督管理部门应当加强队伍建设,提高职业卫生监督执法人员的政治、业务素质,依照本法和其他有关法律、法规的规定,建立、健全内部监督制度,对其工作人员执行法律、法规和遵守纪律的情况,进行监督检查。

第六章 法律责任

第七十条 建设单位违反本法规定,有下列行为之一的,由安全生产监督管理部门给予警告,责令限期改正;逾期不改正的,处十万元以上五十万元以下的罚款;情节严重的,责令停止产生职业病危害的作业,或者提请有关人民政府按照国务院规定的权限责令停建、关闭:

(一)未按照规定进行职业病危害预评价或者未提交职业病危害预评价报告,或者职业病危害预评价报告未经安全生产监督管理部门审核同意,开工建设的;

(二)建设项目的职业病防护设施未按照规定与主体工程同时投入生产和使用的;

(三)职业病危害严重的建设项目,其职业病防护设施设计未经安全生产监督管理部门审查,或者不符合国家职业卫生标准和卫生要求施工的;

(四)未按照规定对职业病防护设施进行职业病危害控制效果评价、未经安全生产监督管理部门验收或者验收不合格,擅自投入使用的。

第七十一条 违反本法规定,有下列行为之一的,由安全生产监督管理部门给予警告,责令限期改正;逾期不改正的,处十万元以下的罚款:

(一)工作场所职业病危害因素检测、评价结果没有存档、上报、公布的;

(二)未采取本法第二十一条规定的职业病防治管理措施的;

(三)未按照规定公布有关职业病防治的规章制度、操作规程、职业病危害事故应急救援措施的；

（四）未按照规定组织劳动者进行职业卫生培训，或者未对劳动者个人职业病防护采取指导、督促措施的；

（五）国内首次使用或者首次进口与职业病危害有关的化学材料，未按照规定报送毒性鉴定资料以及经有关部门登记注册或者批准进口的文件的。

第七十二条　用人单位违反本法规定，有下列行为之一的，由安全生产监督管理部门责令限期改正，给予警告，可以并处五万元以上十万元以下的罚款：

（一）未按照规定及时、如实向安全生产监督管理部门申报产生职业病危害的项目的；

（二）未实施由专人负责的职业病危害因素日常监测，或者监测系统不能正常监测的；

（三）订立或者变更劳动合同时，未告知劳动者职业病危害真实情况的；

（四）未按照规定组织职业健康检查、建立职业健康监护档案或者未将检查结果书面告知劳动者的；

（五）未依照本法规定在劳动者离开用人单位时提供职业健康监护档案复印件的。

第七十三条　用人单位违反本法规定，有下列行为之一的，由安全生产监督管理部门给予警告，责令限期改正，逾期不改正的，处五万元以上二十万元以下的罚款；情节严重的，责令停止产生职业病危害的作业，或者提请有关人民政府按照国务院规定的权限责令关闭：

（一）工作场所职业病危害因素的强度或者浓度超过国家职

业卫生标准的；

（二）未提供职业病防护设施和个人使用的职业病防护用品，或者提供的职业病防护设施和个人使用的职业病防护用品不符合国家职业卫生标准和卫生要求的；

（三）对职业病防护设备、应急救援设施和个人使用的职业病防护用品未按照规定进行维护、检修、检测，或者不能保持正常运行、使用状态的；

（四）未按照规定对工作场所职业病危害因素进行检测、评价的；

（五）工作场所职业病危害因素经治理仍然达不到国家职业卫生标准和卫生要求时，未停止存在职业病危害因素的作业的；

（六）未按照规定安排职业病病人、疑似职业病病人进行诊治的；

（七）发生或者可能发生急性职业病危害事故时，未立即采取应急救援和控制措施或者未按照规定及时报告的；

（八）未按照规定在产生严重职业病危害的作业岗位醒目位置设置警示标识和中文警示说明的；

（九）拒绝职业卫生监督管理部门监督检查的；

（十）隐瞒、伪造、篡改、毁损职业健康监护档案、工作场所职业病危害因素检测评价结果等相关资料，或者拒不提供职业病诊断、鉴定所需资料的；

（十一）未按照规定承担职业病诊断、鉴定费用和职业病病人的医疗、生活保障费用的。

第七十四条　向用人单位提供可能产生职业病危害的设备、材料，未按照规定提供中文说明书或者设置警示标识和中文警示说明的,由安全生产监督管理部门责令限期改正,给予警告,并处五万元以上二十万元以下的罚款。

第七十五条　用人单位和医疗卫生机构未按照规定报告职业病、疑似职业病的,由有关主管部门依据职责分工责令限期改正,给予警告,可以并处一万元以下的罚款;弄虚作假的,并处二万元以上五万元以下的罚款;对直接负责的主管人员和其他直接责任人员,可以依法给予降级或者撤职的处分。

第七十六条　违反本法规定,有下列情形之一的,由安全生产监督管理部门责令限期治理,并处五万元以上三十万元以下的罚款;情节严重的,责令停止产生职业病危害的作业,或者提请有关人民政府按照国务院规定的权限责令关闭:

(一) 隐瞒技术、工艺、设备、材料所产生的职业病危害而采用的;

(二) 隐瞒本单位职业卫生真实情况的;

(三) 可能发生急性职业损伤的有毒、有害工作场所、放射工作场所或者放射性同位素的运输、贮存不符合本法第二十六条规定的;

(四) 使用国家明令禁止使用的可能产生职业病危害的设备或者材料的;

(五) 将产生职业病危害的作业转移给没有职业病防护条件的单位和个人,或者没有职业病防护条件的单位和个人接受产生职业病危害的作业的;

(六) 擅自拆除、停止使用职业病防护设备或者应急救援设施的;

(七) 安排未经职业健康检查的劳动者、有职业禁忌的劳动

者、未成年工或者孕期、哺乳期女职工从事接触职业病危害的作业或者禁忌作业的;

（八）违章指挥和强令劳动者进行没有职业病防护措施的作业的。

第七十七条 生产、经营或者进口国家明令禁止使用的可能产生职业病危害的设备或者材料的,依照有关法律、行政法规的规定给予处罚。

第七十八条 用人单位违反本法规定,已经对劳动者生命健康造成严重损害的,由安全生产监督管理部门责令停止产生职业病危害的作业,或者提请有关人民政府按照国务院规定的权限责令关闭,并处十万元以上五十万元以下的罚款。

第七十九条 用人单位违反本法规定,造成重大职业病危害事故或者其他严重后果,构成犯罪的,对直接负责的主管人员和其他直接责任人员,依法追究刑事责任。

第八十条 未取得职业卫生技术服务资质认可擅自从事职业卫生技术服务的,或者医疗卫生机构未经批准擅自从事职业健康检查、职业病诊断的,由安全生产监督管理部门和卫生行政部门依据职责分工责令立即停止违法行为,没收违法所得;违法所得五千元以上的,并处违法所得二倍以上十倍以下的罚款;没有违法所得或者违法所得不足五千元的,并处五千元以上五万元以下的罚款;情节严重的,对直接负责的主管人员和其他直接责任人员,依法给予降级、撤职或者开除的处分。

第八十一条 从事职业卫生技术服务的机构和承担职业健康检查、职业病诊断的医疗卫生机构违反本法规定,有下列行为之一的,由安全生产监督管理部门和卫生行政部门依据职责分工责令立即停止违法行为,给予警告,没收违法所得;违法所得五千元以上的,并处违法所得二倍以上五倍以下的罚款;没有违法所得或者违法所得不足五千元的,并处五千元以上二万元以下的罚款;情节严重的,由原认可或者批准机关取消其相应的资格;对直接负责的主管人员和其他直接责任人员,依法给予降级、撤职或者开除的处分;构成犯罪的,依法追究刑事责任:

（一）超出资质认可或者批准范围从事职业卫生技术服务或者职业健康检查、职业病诊断的;

（二）不按照本法规定履行法定职责的;

（三）出具虚假证明文件的。

第八十二条　职业病诊断鉴定委员会组成人员收受职业病诊断争议当事人的财物或者其他好处的,给予警告,没收收受的财物,可以并处三千元以上五万元以下的罚款,取消其担任职业病诊断鉴定委员会组成人员的资格,并从省、自治区、直辖市人民政府卫生行政部门设立的专家库中予以除名。

第八十三条　卫生行政部门、安全生产监督管理部门不按照规定报告职业病和职业病危害事故的,由上一级行政部门责令改正,通报批评,给予警告;虚报、瞒报的,对单位负责人、直接负责的主管人员和其他直接责任人员依法给予降级、撤职或者开除的处分。

第八十四条　违反本法第十七条、第十八条规定,有关部门擅自批准建设项目或者发放施工许可的,对该部门直接负责的主管人员和其他直接责任人员,由监察机关或者上级机关依法给予记过直至开除的处分。

第八十五条　县级以上地方人民政府在职业病防治工作中未

依照本法履行职责,本行政区域出现重大职业病危害事故、造成严重社会影响的,依法对直接负责的主管人员和其他直接责任人员给予记大过直至开除的处分。

县级以上人民政府职业卫生监督管理部门不履行本法规定的职责,滥用职权、玩忽职守、徇私舞弊,依法对直接负责的主管人员和其他直接责任人员给予记大过或者降级的处分;造成职业病危害事故或者其他严重后果的,依法给予撤职或者开除的处分。

第八十六条 违反本法规定,构成犯罪的,依法追究刑事责任。

第七章 附 则

第八十七条 本法下列用语的含义:

职业病危害,是指对从事职业活动的劳动者可能导致职业病的各种危害。职业病危害因素包括:职业活动中存在的各种有害的化学、物理、生物因素以及在作业过程中产生的其他职业有害因素。

职业禁忌,是指劳动者从事特定职业或者接触特定职业病危害因素时,比一般职业人群更易于遭受职业病危害和罹患职业病或者可能导致原有自身疾病病情加重,或者在从事作业过程中诱发可能导致对他人生命健康构成危险的疾病的个人特殊生理或者病理状态。

第八十八条 本法第二条规定的用人单位以外的单位,产生职业病危害的,其职业病防治活动可以参照本法执行。

劳务派遣用工单位应当履行本法规定的用人单位的义务。

　　中国人民解放军参照执行本法的办法,由国务院、中央军事委员会制定。

　　第八十九条　对医疗机构放射性职业病危害控制的监督管理,由卫生行政部门依照本法的规定实施。

　　第九十条　本法自 2002 年 5 月 1 日起施行。

附录二 煤矿职业病防治复习题

一、判断题

1. 用人单位必须采用有效的职业病防护设施,并为劳动者提供符合职业病防治要求的个人使用的职业病防护用品。 （ ）

2. 用人单位应当按照规定,只在必要时对工作场所进行职业病危害因素检测评价。 （ ）

3. 用人单位与劳动者订立劳动合同时,应当将工作过程中可能产生的职业病危害及其后果、职业病防护措施和待遇等如实告知劳动者,并在劳动合同中写明,不得隐瞒或者欺骗。 （ ）

4. 对从事接触职业病危害作业的劳动者,用人单位应当按照国务院安全生产监督管理部门、卫生行政部门的规定组织上岗前、在岗期间和离岗时的职业健康检查,并将检查结果如实告知劳动者。 （ ）

5. 建设项目在竣工验收前,建设单位应当进行职业病危害控制效果评价。建设项目竣工验收时,其职业病防护设施经安全生产监督管理部门验收合格后,方可投入正式生产和使用。 （ ）

6. 劳动者离开用人单位时,有权索取本人职业健康监护档案复印件,用人单位可适当收取复印费等费用。 （ ）

7. 疑似职业病病人在诊断、医学观察期间的费用由用人单位承担。 （ ）

8. 用人单位对从事接触职业病危害作业的劳动者,未经上岗前职业健康检查,可以先安排其上岗,然后在适当的时候进行职业健康检查。 （ ）

9. 用人单位对不适宜继续从事原工作的职业病病人,应当调离原岗位,并妥善安置。　　　　　　　　　　　　　　( )

10.《职业病防治法》中所称用人单位是指企业、事业单位和政府机关。　　　　　　　　　　　　　　　　　　　　( )

11. 职业健康检查费用由劳动者个人承担。　　　　　( )

12. 职业卫生监督执法人员依法执行职务时应当出示其监督执法证件。　　　　　　　　　　　　　　　　　　　　( )

13.《职业病防治法》规定劳动者依法享有职业卫生保护的权利。　　　　　　　　　　　　　　　　　　　　　　　( )

14. 生产矿井采掘工作面空气温度不得超过 26 ℃,机电设备硐室的空气温度不得超 30 ℃;当空气温度超过时,必须缩短超温地点工作人员的工作时间,并给予高温保健待遇。　　　( )

15. 采掘工作面的空气温度超 30 ℃,机电设备硐室的空气温度超过 34 ℃时,必须停止作业。　　　　　　　　( )

16. 除水采矿井和水采区外,矿井必须建立完善的防尘供水系统。没有防尘供水管路的采掘工作面不得生产。　　( )

17. 井下煤仓放煤口、溜煤眼放煤口、输送机转载点和卸载点,以及地面筛分厂、破碎车间、带式输送机走廊、转载点等地点,都必须安设喷雾装置或除尘器,作业时进行喷雾降尘或用除尘器除尘。　　　　　　　　　　　　　　　　　　　　( )

18. 呼吸性粉尘是指能被吸入人体呼吸系统的悬浮粉尘,包括阻留在呼吸道中和进入肺泡的粉尘。　　　　　　( )

19. 煤矿应当建立劳动防护用品专项经费管理制度及劳动防护用品采购、验收、保管、发放、使用、更换、报废等管理制度。( )

20. 煤矿企业已经按规定配发给从业人员劳动防护用品,从

业人员在劳动过程中是否佩戴、使用由自己决定。　　　（　）

21. 煤矿企业作业场所的总粉尘浓度,井下每月测定 1 次,地面及露天煤矿每月测定 1 次。　　　　　　　　　　（　）

22. 确诊为尘肺病的职工,只要本人愿意,可以继续从事接触粉尘的工作。　　　　　　　　　　　　　　　　　（　）

23. 煤矿企业对检查出的职业病患者,必须按国家规定及时给以治疗、疗养和调离有害作业岗位,并做好健康监护及职业病报告工作。　　　　　　　　　　　　　　　　　　（　）

24. 煤矿企业只要努力搞好职业病危害因素的控制,可以不监测或少监测职业病危害因素的浓度或强度。　　　　（　）

25. 用人单位设有依法公布的职业病目录所列职业病的危害项目的,应当及时依法申报,接受监督。　　　　　　（　）

26. 煤矿企业必须加强职业病危害的防治与管理,做好作业场所的职业卫生和劳动保护工作。采取有效措施控制尘、毒危害,保证作业场所符合国家职业卫生标准。　　　　　（　）

27. 作业场所悬浮粉尘中的游离二氧化硅含量越高,对作业人员的危害越大。　　　　　　　　　　　　　　（　）

二、单选题

1.职业病防治工作坚持(　)的方针,实行分类管理、综合治理。

A. 预防为主、防治结合

B. 标本兼治、防治结合

C. 安全第一、预防为主

2.用人单位应当实施由(　)的职业病危害因素日常监测,并确保监测系统处于正常运行状态。

A. 兼职工人负责

B. 单位职工负责

C. 专人负责

3. 建设项目的职业病防护设施应当与主体工程(　　)。

A. 同时施工,同时投入生产

B. 同时设计,同时施工

C. 同时设计,同时施工,同时投入生产和使用

4. 《职业病防治法》的立法宗旨是为了预防、控制和消除职业病危害,防治职业病(　　)。

A. 保护劳动者健康及其相关权益

B. 保护劳动者健康,促进经济发展

C. 保护劳动者健康及其相关权益,促进经济发展

5. 国家实行职业卫生监督制度。(　　)负责煤矿作业场所职业卫生监察工作。

A. 国务院卫生行政部门

B. 国家煤矿安全监察局

C. 中华全国总工会

6. 工作场所的职业病防护设施的设置应(　　)。

A. 按企业规定统一设置

B. 与职业病危害防护相适应

C. 根据生产规模设置

7. (　　)应当设置或者指定职业卫生管理机构或者组织,配备专职或者兼职的职业卫生专业人员,负责本单位的职业病防治工作。

A. 卫生行政部门

B. 用人单位

C. 工会组织

8. 产生职业病危害的用人单位,应当在(　)设置公告栏,公布有关职业病防治的规章制度、操作规程、职业病危害事故应急救援措施和工作场所职业病危害因素检测结果。

A. 醒目位置

B. 矿长办公室

C. 矿区内

9. 各企业、事业单位对已确诊为尘肺的职工,(　)。

A. 必须将其调离粉尘作业岗位

B. 尊重病人意愿,是否继续从事粉尘作业

C. 由单位决定其是否继续从事粉尘作业

10. 用于预防和治理职业病危害、工作场所职业病危害因素检测、健康监护和职业卫生培训等费用(　)。

A. 由国家和企业共同负担

B. 企业和受益员工共同负担

C. 在生产成本中据实列支

11. 严禁从事煤矿生产工作的人员有(　)患者。

A. 鼻炎

B. 肺结核病

C. 癫痫病和精神分裂症

12. 个体防尘要求作业人员佩戴(　)和防尘安全帽。

A. 防尘眼镜

B. 防尘口罩

C. 防尘耳塞

13. 按照《煤矿安全规程》的相关规定, I 期尘肺病患者每年复查(　)次。

A. 1　　　　　　　B. 2　　　　　　　C. 3

14. 消除尘肺病,预防是根本,(　)是关键。

A. 个体防护　　　B. 综合防尘　　　C. 治疗救护

15.《煤矿安全规程》规定,煤矿作业场所的噪声不应超过 85 dB,大于 85 dB 时,需配备个体防护用品;大于或等于(　)dB 时,还应采取降低作业场所噪声的措施。

A. 88　　　　　　　B. 90　　　　　　　C. 94

16. 作业场所悬浮粉尘的分散度越高,对作业人员的危害(　)。

A. 越小　　　　　　B. 越大　　　　　　C. 无关

17. 对个人使用的职业病防护用品,以下说法正确的是(　)。

A. 给工人配发了职业病防护用品,对职业病危害因素的控制可以放松

B. 职业病防护用品市场上品种繁多,可以随便购买

C. 所购买的职业病防护用品应符合国家或行业标准

18. 按照《煤矿安全规程》的规定,工班个体呼吸性粉尘监测,采、掘(剥)工作面每(　)个月测定 1 次。

A. 1　　　　　　　B. 3　　　　　　　C. 6

19. 按照《煤矿安全规程》的规定,工班个体呼吸性粉尘监测,每次每个采样工种先后采集的有效样品不得少于(　)个。

A. 3　　　　　　　B. 4　　　　　　　C. 5

20. 按照《煤矿安全规程》的规定,粉尘中游离二氧化硅含量,

每( )个月测定一次,在变更工作面时也必须测定1次。

    A. 3   B. 6   C. 12

    21. 按照《煤矿安全规程》的规定,粉尘中游离二氧化硅含量各接尘作业场所每次测定的有效样品数不得少于( )个。

    A. 1   B. 3   C. 4

    22. 职业病危害预评价、职业病危害控制效果评价由依法设立的取得国务院安全生产监督管理部门或者设区的市级以上地方人民政府安全生产监督管理部门按照职责分工给予资质认可的( )进行。

    A. 医疗卫生机构

    B. 职业卫生技术服务机构

    C. 中介机构

    23. 发现工作场所职业病危害因素不符合国家卫生标准和卫生要求时,用人单位应当立即采取相应治理措施,仍然达不到国家职业卫生标准和卫生要求的,( )。

    A. 必须停止存在职业病危害因素的作业

    B. 可以边治理边生产

    C. 采取个体防护措施即可

    24. 在生产过程中,煤矿井下作业场所空气中一氧化碳的来源有煤自燃、( )。

    A. 人员呼吸   B. 煤、岩层涌出   C. 爆破

    25. 以下有害气体中属于刺激性气体的是( )。

    A. 一氧化碳   B. 二氧化碳   C. 二氧化硫

    26. 对于煤矿工人,下列疾病中属于法定职业病的是( )。

    A. 肺癌   B. 噪声聋   C. 慢性气管炎

三、多选题

1. 煤矿职业健康监护包括以下( )健康检查。

A. 上岗前　　　　　　　　B. 在岗期间

C. 离岗时　　　　　　　　D. 应急职业

2. 有下列( )病症的人员,不得从事接尘作业。

A. 胃炎

B. 严重的上呼吸道或支气管疾病

C. 心、血管器质性疾病

D. 活动性肺结核及肺外结核病

3. 以下( )是职业健康监护档案的内容。

A. 劳动者的职业史　　　　B. 家族史

C. 职业危害接触史　　　　D. 职业健康检查结果

4. 煤矿定期进行监测的有害气体项目有( )。

A. CO、CO_2　　　　　　　B. H_2S

C. N_2　　　　　　　　　　D. SO_2、氮氧化物

5. 用人单位应当采取的职业病防治管理措施包括( )。

A. 制订职业病防治计划实施方案

B. 建立、健全职业卫生档案和劳动者健康监护档案

C. 建立、健全工作场所职业病危害因素监测及评价制度

D. 建立、健全职业病危害事故应急救援预案

6.《职业病防治法》规定,劳动者依法享有的职业卫生保护权利包括( )。

A. 接受职业卫生教育、培训

B. 获得职业健康检查、职业病诊疗、康复等职业病防治服务

C. 知情权

D. 依法拒绝违章指挥和强令冒险作业

7. 职业病病人依法享受( )的待遇。

A. 安排职业病病人进行治疗、康复和定期检查

B. 对不适宜继续从事原工作的职业病病人,应当调离原岗位,并妥善安置

C. 对从事接触职业病危害的作业的劳动者,应当给予岗位津贴

D. 在家休假

8. 煤矿井下作业场所常见职业病危害因素有( )。

A. 粉尘

B. 有毒有害气体

C. 噪声和振动

D. 不良气候条件和放射性物质

9. 在生产过程中,煤矿井下作业场所空气中二氧化碳的来源有( )。

A. 煤、岩层涌出　　　　　　B. 煤自燃

C. 爆破　　　　　　　　　　D. 人员呼吸

10. 夏季引起露天矿作业人员中暑的原因有( )。

A. 太阳辐射　　　　　　　　B. 高气温

C. 低气温　　　　　　　　　D. 大量出汗

11. 影响煤工尘肺发病的因素有( )。

A. 粉尘的浓度和游离二氧化硅含量

B. 接尘工龄

C. 个体防护

D. 粉尘的分散度

12. 控制煤矿噪声危害的措施有（　　）。

A. 消除、控制噪声源　　　　B. 控制噪声传播

C. 训练耐受能力　　　　　　D. 个体防护

13. 按具体功能的不同，可将煤矿防尘技术措施分为（　　）。

A. 减尘措施　　　　　　　　B. 除尘措施

C. 通风除尘　　　　　　　　D. 洒水降尘

14. 煤矿井下发生火灾，在抢救人员和灭火过程中，必须指定专人检查（　　）、其他有害气体和风向、风量的变化，还必须采取防止瓦斯、煤尘爆炸和人员中毒的安全措施。

A. 瓦斯　　　　　　　　　　B. 一氧化碳

C. 空气温度　　　　　　　　D. 煤尘

参 考 答 案

一、判断题

1. √　　2. ×　　3. √　　4. √　　5. √

6. ×　　7. √　　8. ×　　9. √　　10. ×

11. ×　　12. √　　13. √　　14. √　　15. √

16. √　　17. √　　18. ×　　19. √　　20. ×

21. ×　　22. ×　　23. √　　24. ×　　25. √

26. √　　27. √

二、单选题

1. A　　2. C　　3. C　　4. C　　5. B

6. B　　7. B　　8. A　　9. A　　10. C

11. C　　12. B　　13. A　　14. B　　15. B

16．B   17．C   18．B   19．B   20．B
21．B   22．B   23．A   24．C   25．C
26．B

三、多选题

1．ABCD   2．BCD   3．ACD   4．ABD
5．ABCD   6．ABCD   7．ABC   8．ABCD
9．ABCD   10．ABD   11．ABCD 12．ABD
13．AB   14．ABD

附录三　《职业病防治法》宣传标语

1. 职业病防治是企业责任。
2. 防治职业病危害,保护劳动者健康。
3. 保护劳动者健康,构建和谐社会。
4. 工作·健康·和谐。
5. 防治职业病,造福劳动者。
6. 保护劳动者健康是全社会的共同责任。
7. 用人单位是防治职业病的第一责任人。
8. 防治职业病,企业是关键。
9. 女工和未成年工享受特殊保护。
10. 粉尘作业戴口罩,不得尘肺身体好。
11. 戴耳塞,防噪声,安全作业不耳聋。
12. 参加工伤保险,保障职工权益。
13. 员工健康,企业兴旺。
14. 重视职业卫生,崇尚文明生产。
15. 企业以劳动者为本,劳动者以职业健康为重。
16. 要职业,不要职业病。
17. 人人享有基本职业卫生服务。
18. 改善作业环境,实现体面劳动。
19. 参加工伤保险是用人单位的法定责任。
20. 规范用工管理,促进劳动关系和谐。

参 考 文 献

[1] 蔡淑琪.生产性粉尘的职业危害与防护[M].北京:煤炭工业出版社,2010.

[2] 曹香府.有毒有害物质的职业危害与防护[M].北京:煤炭工业出版社,2010.

[3] 国家安全生产监督管理总局信息研究院.煤矿职工安全手册[M].北京:煤炭工业出版社,2008.

[4] 国家安全生产监督管理总局宣传教育中心.煤矿职业危害防护与尘肺病防治知识读本[M].徐州:中国矿业大学出版社,2011.

[5] 何永坚.中国人民共和国职业病防治法解读[M].北京:中国法制出版社,2012.

[6] 刘移民.职业病防治理论与实践[M].北京:化学工业出版社,2010.

[7] 王明韵.煤矿新工人培训教材[M].徐州:中国矿业大学出版社,2012.

[8] 王一平.煤矿工人职业病防治培训读本[M].徐州:中国矿业大学出版社,2008.

[9] 信春鹰.中华人民共和国职业病防治法释义[M].北京:法律出版社,2012.

[10] 杨径.职业危害的个人防护[M].北京:中国环境科学出版社,2010.

[11] 杨尊献.煤矿瓦斯与粉尘防治作业岗位操作规范[M].徐州:

中国矿业大学出版社,2011.

[12] 袁聚祥,范雪云,王广增.煤矿职业危害预防与控制指南
[M].北京:北京大学医学院出版社,2007.

警 告 标 识

序号	名称及图形符号	设置范围和地点	序号	名称及图形符号	设置范围和地点
1	当心中毒	使用有毒作业场所	6	注意防尘	产生粉尘的作业场所
2	当心腐蚀	存在腐蚀物质的作业场所	7	注意高温	高温作业场所
3	当心感染	存在生物性职业病危害因素的作业场所	8	当心有毒气体	存在有毒气体的作业场所
4	当心弧光	引起电光性眼炎的作业场所	9	噪声有害	产生噪声的作业场所
5	当心电离辐射	产生电离辐射危害的作业场所			

指 令 标 识

序号	名称及图形符号	设置范围和地点	序号	名称及图形符号	设置范围和地点
1	戴防护镜	对眼睛有危害的作业场所	5	戴防护手套	需对手部进行保护的作业场所
2	戴防毒面具	可能产生职业中毒的作业场所	6	穿防护鞋	需对脚部进行保护的作业场所
3	戴防尘口罩	粉尘浓度超过国家标准的作业场所	7	穿防护服	具有放射、高温及其他需穿防护服的作业场所
4	戴护耳器	噪声超过国家标准的作业场所	8	注意通风	存在有毒物品和粉尘等需要进行通风处理的作业场所

提 示 标 识

序号	名称及图形符号	设置范围和地点
1	左行紧急出口	安全疏散的紧急出口处,通向紧急出口的通道处
2	右行紧急出口	安全疏散的紧急出口处,紧急出口的通道处
3	直行紧急出口	安全疏散紧急出口处,紧急出口的通道处
4	急救站	用人单位设立的紧急医学救助场所
5	救援电话	救援电话附近

禁 止 标 识

序号	名称及图形符号	设置范围和地点
1	 禁止入内	可能引起职业病危害的工作场所入口处或泄险区周边,如:高毒物品作业场所、放射工作场所等;或可能产生职业病危害的设备发生故障时;或维护、检修存在有毒物品的生产装置时,根据现场实际情况设置
2	 禁止停留	在特殊情况下,对劳动者具有直接危害的作业场所
3	 禁止启动	可能引起职业病危害的设备暂停使用或维修时,如设备检修、更换零件等,设置在该设备附近

警 示 线

序号	名称及图形符号	设置范围和地点
1	 红色警示线	高毒物品作业场所、放射作业场所、紧邻事故危害源周边
2	 黄色警示线	一般有毒物品作业场所、紧邻事故危害区域的周边
3	 绿色警示线	事故现场救援区域的周边